Paul Sollier contre Sigmund Freud
L'hystérie démaquillée

Acteurs de la Science

Fondée par Richard Moreau, professeur honoraire à l'Université de Paris XII
Dirigée par Claude Brezinski, professeur émérite à l'Université de Lille

La collection Acteurs de la Science est consacrée à des études sur les acteurs de l'épopée scientifique moderne ; à des inédits et à des réimpressions de mémoires scientifiques anciens ; à des textes consacrés en leur temps à de grands savants par leurs pairs ; à des évaluations sur les découvertes les plus marquantes et la pratique de la Science.

Dernières parutions

Gérard Braganti, *Histoire singulière d'un chercheur de campagne. L'invention de l'exploration cardiaque moderne par Louis Desliens, vétérinaire*, 2013.
Jean Louis, *Mémoires d'un enfant de Colbert*, 2012.
Elie Volf, *Michel-Eugène Chevreul (1786-1889). Un savant doyen des étudiants de France. Des corps gras et de la chandelle à la perception des couleurs,* 2012.
Roger Teyssou, *Gabriel Andral, pionnier de l'hématologie. La médecine dans le sang*, 2012.
Yvon Michel-Briand, *Aspects de la résistance bactérienne aux antibiotiques*, 2012.
Roger Teyssou, *Charcot, Freud et l'hystérie*, 2012.
Djillali Hadjouis, *Camille Arambourg, Une œuvre à travers le monde*, 2012.
Jacques Marc, *Comment l'homme quitta la Terre*, 2012.
Georges Mathieu, *La Sorbonne en guerre (1940-1944)*, suivi de *Journal de la Libération de Versailles*, 2011.
Norbert Gualde, *L'épidémie et la démorésilience*, 2011.
Jean-Pierre Aymard, *Karl Landsteiner. L'homme des groupes sanguins*, 2011.
Pierre Pageot, *La santé des Limousins et des Périgourdins au XIXe siècle*, 2011.
Yves Delange, *Conversation au bord de la Sorgue : Jean-Henri Fabre et Louis Pasteur*, 2011.
André Audoynaud, *D'un pays à l'autre. Chroniques d'un médecin colonial*, 2011.

Roger Teyssou

Paul Sollier contre Sigmund Freud
L'hystérie démaquillée

L'Harmattan

Du même auteur

Gabriel Andral, pionnier de l'hématologie. La médecine dans le sang, Editions L'Harmattan, 2012.
Charcot, Freud et l'hystérie, Editions L'Harmattan, 2012.
L'aigle et le caducée. Médecins et chirurgiens de la Révolution et de l'Empire, Editions L'Harmattan, 2011.
Une histoire de l'ulcère gastro-duodénal. Le pourquoi et le comment, Editions L'Harmattan, 2009.
Dictionnaire des médecins, chirurgiens et anatomistes de la Renaissance, Editions L'Harmattan, 2009.
Dictionnaire mémorable des remèdes d'autrefois, Editions L'Harmattan, 2007.
Quatre siècles de thérapeutique médicale du XVI[è] *au XIX*[è] *siècle en Europe,* Editions L'Harmattan, 2007.
La Médecine à la Renaissance, Editions L'Harmattan, 2002.

5-7, rue de l'École-Polytechnique ; 75005 Paris
http://www.librairieharmattan.com
diffusion.harmattan@wanadoo.fr
harmattan1@wanadoo.fr
ISBN : 978-2-343-01060-1
EAN : 9782343010601

Il n'y a pas de faits négatifs, il n'y a que des faits mal interprétés ou incomplètement observés ; il faut par de nouvelles expériences compléter l'observation ou rectifier l'interprétation, mais il ne faut rejeter aucun fait, il faut tous les admettre, car ils ont tous leur raison d'être, et la critique consiste à trouver une interprétation qui les comprenne tous en leur assignant leur valeur et leurs rapports.

Claude Bernard, *Leçons sur les propriétés physiologiques et les altérations pathologiques des liquides de l'organisme*, Paris, 1859, **1**, 54.

C'est dans le cerveau que les choses se passent et non à la périphérie ou dans le domaine purement psychique, intellectuel, des spiritualistes.

Sollier Paul, *Le mécanisme des émotions*, Paris, 1905, 195.

Nihil est in intellectu quod non sit in cerebro (il n'y a rien dans l'intellect qui ne soit dans le cerveau).

Dubois Paul, *Les psychonévroses et leur traitement moral*, Paris, 1909, 32.

... la conscience n'est rien d'autre que l'état dans lequel se trouve le système des neurones, de même que la solidité n'est que l'état dans lequel se trouve le système des molécules. Searle John R., *Liberté et neurobiologie*, Paris, 2004, 56.

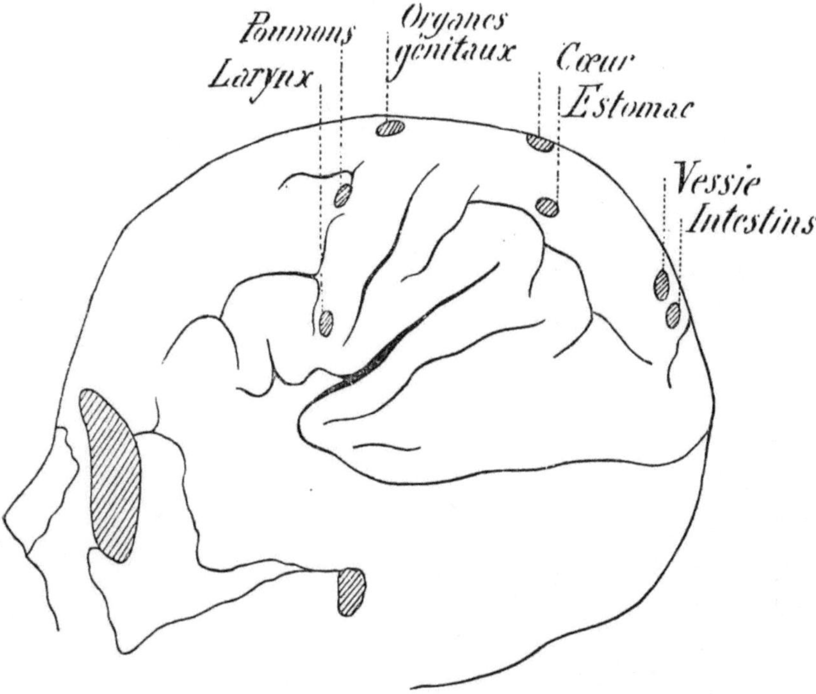

Fig. 8. — Centres viscéraux.

Figure extraite de *Genèse et Nature de l'hystérie, recherches cliniques et expérimentales de psycho-physiologie,* Paris, Felix Alcan, 1897. (Collection particulière). Voir page 80.

Préambule

Depuis des temps reculés, les différences d'aptitudes physiques ou morales[1] entre les individus sont admises sans discussion. Il existe des sujets de phénotypes variables et présentant des caractéristiques intellectuelles diversifiées. Cela ne surprend personne. Même Freud l'admettait et, parlant de l'abus d'autorité dans nos sociétés, il affirmait : *C'est l'une des faces de l'inégalité humaine-inégalité native et que l'on ne saurait combattre-qui veut cette répartition en chefs et en sujets*[2]. Mais alors que pour les divers tissus composant le corps humain et déjà définis à la fin du XVIIIème siècle, la peau, les phanères, les os, les tendons, la musculature, les systèmes respiratoires et cardio-vasculaires, les appareils de l'assimilation, de la digestion et de l'excrétion, les fluides qui les parcourent ou les baignent, on admettait des lois physiologiques communes, le tissu nerveux échappait à ce modèle de fonctionnement propre à toute matière vivante. La loi universelle qui régissait nos organes ne s'appliquait pas aux neurones et à leurs dépendances. Or, quel argument permettait d'affirmer qu'il existerait une différence entre la circuiterie des lymphatiques, des capillaires ou des tubules rénaux et celle des dendrites et des axones. Personne ne contesterait que l'encéphalopathie de Wernicke correspondît au blocage, par carence en vitamine B1, de la réaction enzymatique qui conduit du glucose à l'acide lactique dans le neurone. L'existence des

---

[1] Sollier utilise ici le mot moral comme synonyme de psychique.
[2] Einstein A., Freud S., *Pourquoi la guerre ?*, Paris, 2012, 60.

cellules de Renshaw[3] dans la corne antérieure de la moelle épinière est avérée et l'on connaît bien le rôle inhibiteur de ces interneurones avec les neurones moteurs alpha, permettant la régulation des contractions musculaires. Ce sont des vérités objectives quoique relatives qui prouveraient, si besoin était, que la médecine du cerveau repose sur un substrat anatomo-fonctionnel qui obéit au même déterminisme génétique et métabolique que tous les organismes vivants. Envisager de nos jours une frontière entre le psychique et le métabolique serait un retour à la vieille scolastique dualiste. Le fonctionnement cérébral correspond à des modifications des éléments qui le constituent. Sinon, il faut imaginer un principe psychique comme avatar du principe vital des Anciens dont Claude Bernard disait qu'il n'avait pas plus d'existence que le principe minéral ! Quand on explique l'activité cérébrale par des symboles, on néglige sa véritable nature : la perception du sensible suivie de l'interprétation du factuel qui amorce l'action sur le réel. Tout cela se concrétise à travers le maillage, les boucles, les synapses du tissu nerveux. En résumé et paraphrasant Spinoza : *L'ordre et la connexion des idées sont la même chose que l'ordre et la connexion des*[4] ... neurones. Ceux-ci et leur réseau permettent la représentation de l'environnement et du milieu intérieur. Ils assurent le codage des stimuli qui alimentent le cerveau et lui permettent d'être une machine à reconstituer le monde réel fait d'atomes et de molécules en un univers mental qui utilise ces mêmes éléments constitutifs de la matière pour le reconstruire après en avoir remodelé l'organisation physico-chimique.

Soumis à un certain déterminisme et, sans vouloir nier que la génétique propose et que l'environnement dispose, nous sommes d'abord inégaux lors du tirage de la loterie génétique[5].

---

[3] Il existe trois catégories d'interneurones inhibiteurs dans la corne antérieure motrice de la moelle épinière : les interneurones Ia et Ib reliés aux fibres sensorielles musculaires et tendineuses et la cellule de Renshaw qui reçoit les fibres excitatrices du moto-neurone alpha. Elle établit avec lui une synapse inhibitrice dont le médiateur chimique est la glycine. Celle-ci est bloquée par la strychnine qu'on utilisait à l'époque de Sollier comme excitant dans l'hystérie.

[4] La phrase exacte tirée de l'*Ethique* de Spinoza était : *L'ordre et la connexion des idées sont la même chose que l'ordre et la connexion des choses.*

[5] Sollier P., *Psychologie de l'idiot et de l'imbécile*, Paris, 1891, 267.

Non seulement nous sommes exposés au fatum[6] à travers les gènes qui nous reviennent mais aussi du fait des circonstances de notre naissance. Selon que nous serons rejetons de roi ou progéniture de gueux, nous connaîtrons une existence bien différente. Un individu mesurant 1 mètre 50 sera écarté d'une candidature aux Harlem Globetrotters. En revanche, il aura toutes ses chances comme apprenti jockey. Mais il pourra quelles que soient ses caractéristiques physiques devenir propriétaire de l'équipe de basket ou de l'écurie de course, soit parce qu'il aura le sens des affaires, soit parce que sa famille sera riche, ou les deux à la fois. Ce n'est pas de la discrimination, c'est une question d'aptitude et de chance. Dans l'idéal, le but de l'éducation serait de tirer le meilleur parti possible des potentiels innés de chacun. Les disparités n'en subsisteraient pas moins.

L'œuvre de Sollier mérite d'être reconnue pour cette approche réaliste du sensible. Son aspect, positif et constructif, était donc moderne. Elle contrastait avec celle de Freud à la fois idéaliste et négative. Sollier considérait le cerveau comme un assemblage de centres fonctionnels dynamiques. Il contestait, à juste titre, que les troubles hystériques pussent être indépendants d'une modification des centres corticaux. Il s'appuyait pour le démontrer sur le fait qu'il fallait bien un médiateur organique pour traduire une représentation mentale en un phénomène somatique. Il soulignait le danger qu'il y avait à employer des mots comme image, suggestion, autosuggestion, conscience et subconscience sans savoir ce qu'ils recouvraient exactement. De nos jours, les topiques freudiennes restent l'archétype de ce mode de raisonnement désincarné.

En effet selon Freud, le symptôme somatique était une mise en scène du fantasme inconscient associé au conflit. Non seulement rien ne pouvait être mené à bien dans l'inconscient, mais rien n'était oublié. Le chemin de la pensée inconsciente qui conduisait à l'accès hystérique devenait praticable dès que l'exaltation atteignait un niveau suffisant[7]. La fonction altérée ou l'organe atteint seraient déterminés par l'inconscient en fonction de sa représentation symbolique, véritable pathologie

---

[6] A rapprocher de l'Ananké évoqué par Freud dans *Au-delà du principe du plaisir*.

[7] Freud, *Œuvres Complètes*, **IV**, 633.

du simulacre. C'est ce qui permettait à l'un de mes malades, psychanalyste, de se convaincre qu'il était atteint d'appendicite car, en proie à des tourments sexuels, il assimilait la région caeco-appendiculaire aux organes génitaux masculins, le bas-fond caecal figurant le scrotum et l'appendice, le pénis ! Symbolisme de pacotille : reconstruction a posteriori. On voit bien qu'il avait choisi cette représentation parce qu'il consultait en gastro-entérologie. Chez un néphrologue, il aurait opté pour une hydronéphrose, le calice dilaté représentant les bourses et l'uretère élargi, le membre viril[8]. Dans ma pratique quotidienne, je n'avais pas tardé à remarquer que mes malades en cours de psychanalyse me tenaient des discours identiques, stéréotypés, riches en métaphores freudiennes comme le stade anal ou oral, le complexe d'Œdipe, le refoulement, le transfert, la conversion, dont ils se gargarisaient avec complaisance. Cette surdétermination symbolique me faisait penser aux démons et aux sortilèges des temps anciens que l'exorciste chassait par ses incantations. Les complexes et la catharsis de Freud les avaient remplacés. Du reste, tous deux, à quelques siècles d'intervalle, obtenaient des guérisons. Cette inclination à tout ramener à des explications psychologiques me rappelle cette observation du maître viennois à propos d'un jeune homme qu'il traitait pour de *curieux ennuis de selles*. Il lui conseilla un voyage et son patient choisit l'Egypte. Freud reçut bientôt une lettre de son client lui apprenant que ses troubles intestinaux s'étaient aggravés et qu'on lui avait trouvé une dysenterie. Erreur de diagnostic s'écria le psychanalyste, le confrère s'était laissé berner par l'hystérie ; néanmoins comme il ne pouvait exclure une cause infectieuse ou parasitaire, il manifesta un discret remord d'avoir exposé ce patient à la contagion, ce qui n'atténuait pas son opinion défavorable vis-à-vis de ce collègue ignorant qui avait favorisé la prosaïque *Entamoeba histolytica* aux dépens de la sublime névrose de conversion[9]! Cette grande intelligence que fut Sigmund Freud n'était pas à un reniement près quand il avouait ingénument : *La biologie est vraiment un domaine aux possibilités illimitées : nous devons nous attendre à recevoir d'elle les lumières les plus surprenantes et nous ne*

---

[8] Sollier aurait parlé d'un phénomène d'autoscopie. Voir page 39.

[9] Freud, *O.C.*, **IV**, 150.

pouvons pas deviner quelles réponses elle donnerait dans quelques décennies aux questions que nous lui posons. Il s'agira peut-être de réponses telles qu'elles feront s'écrouler tout l'édifice artificiel de nos hypothèses[10].

Il y a deux façons d'interpréter le monde, celle des utopistes qui prennent leurs idées pour des réalités et celle des réalistes qui soumettent leur réflexion aux exigences du tangible. La pérennité de l'œuvre de Sollier réside dans le fait que son pragmatisme le mettait à l'abri d'un certain idéalisme. Il avait compris que la guérison du symptôme hystérique avéré équivalait à celle de la névrose présumée. Par contraste, Freud voulait traiter cette cause hypothétique d'un syndrome seul évident. Il mettait la charrue avant les bœufs. On pourrait penser que cela aurait dû obérer la survie de sa théorie. Pas du tout. Le phénomène inverse se produisit. La psychanalyse était *avant tout un art d'interprétation*[11], du propre aveu de son créateur. Elle occupa la friche immense que représentait la *terra incognita* des fonctions cérébrales jusqu'à ces dernières décennies. Elle échappa ainsi aux remises en causes drastiques inhérentes à la pensée scientifique. Elle transhuma peu à peu, sans espoir de retour dans le champ spéculatif des philosophies. Cet exil grégaire la condamna à n'être plus qu'un système parmi tant d'autres. Force passéiste et retardatrice, elle occupa vis-à-vis des psychiatres le rôle qu'avait joué pendant des siècles le système humoral de Galien auprès des médecins. Vastes et belles constructions mentales, toutes ces théories ne tiennent que par le mortier de la sophistique.

---

[10] Freud S., *Au-delà du principe de plaisir*, Paris, 2010, 145.
[11] Freud S., *Au-delà du principe de plaisir*, Paris, 2010, 59.

Introduction

Paul Sollier naquit à Bléré dans le département de l'Indre et Loire, le 31 août 1861. Il mourut à Paris, le 8 juin 1933, en pleine activité, d'une septicémie consécutive à une plaie opératoire minime qu'il négligea de soigner. Il avait fait ses études au lycée du Mans. Le chirurgien Jean-Louis Faure qui avait été son condisciple d'internat à Bicêtre en 1888, chez Bourneville, a dit l'intérêt qu'il portait dès le début de ses études à la neurologie et aux dérèglements de l'esprit. Elève de Charcot à la Salpêtrière, à l'époque héroïque de l'*hysteria major,* il y côtoya Babinski alors chef de clinique. Le 23 décembre 1890, il soutint sa thèse de doctorat, inspirée par Bourneville, intitulée *Psychologie de l'idiot et de l'imbécile*, devant un jury composé de Cornil, Brouardel et Ballet. Il avait exposé pour la première fois sa théorie sur le mécanisme physiologique de l'hystérie dans une communication intitulée *Faits nouveaux relatifs à la nature de l'hystérie*, au Congrès international de médecine de Rome en 1894. C'est dans les deux volumes de *Genèse et évolution de l'hystérie,* qui lui avaient été inspirés par Charcot dès 1893, qu'il développait sa théorie attribuant cette affection à un engourdissement, à une inhibition[12], de certaines parties du cerveau et de ses fonctions, essentiellement sensitives. En 1897, réalisant un projet de

[12] On retrouvera cette inhibition chez les survivants des camps nazis qui manifesteront un état de blocage émotionnel et d'inhibition comportementale. Une enquête utilisant le PET scan (voir note 248) auprès de sujets traumatisés a montré récemment que, chez la personne exposée à des stimuli évoquant le traumatisme subi auparavant, la consommation d'oxygène du cerveau diminuait dans l'aire de Broca, localisation spécialisée dans la production du langage. Sidéré, médusé, inhibé, l'individu traumatisé est plongé dans une terreur muette.

Charcot, il fondait à Boulogne sur Seine, un sanatorium qu'il dirigea avec son épouse, le docteur Alice Sollier, établissement dédié au traitement des malades mentaux et des toxicomanes. En 1922 ce sanatorium devint l'hôpital Ambroise Paré qu'un bombardement allié, visant les usines Renault, détruisit le 3 mars 1942. Ce fut dans cet établissement qu'il hospitalisa brièvement Proust, celui-ci ayant rapidement *signé sa pancarte* à la suite d'une totale absence d'affinités entre le médecin et son patient. En 1898, il fut nommé professeur de psychologie à l'Université Nouvelle de Bruxelles dont, en 1909, il devint membre du conseil d'administration. Pendant la guerre de 14, médecin chef du centre de neurologie de la 14ème région, il organisa des ateliers de rééducation professionnelle des blessés. Il posa sans succès sa candidature à l'Académie de médecine, mais obtint en revanche la présidence de la Société de psychologie. Il était également membre de la Commission universitaire franco-belge et Président du comité de rapprochement scientifique franco-hollandais. Sa bibliographie était importante et sa renommée internationale. Certains de ses ouvrages furent traduits en plusieurs langues, notamment sa thèse inaugurale qui fut plusieurs fois rééditée.

Selon Paul Sollier, les théories enfantines qui privilégiaient la suggestion, la simulation, l'imitation, à propos de l'hystérie, n'avaient eu pour résultat que d'éveiller la défiance du praticien et de l'inciter à renoncer à traiter les malades hystériques. Il écrivait en 1918 : *J'ai constaté avec satisfaction que les discussions ouvertes à ce sujet et les travaux publiés, de divers côtés, ont montré une tendance de plus en plus marquée à considérer les troubles hystériques et fonctionnels en général comme dus à des altérations physiologiques, sans lésions anatomiques décelables, comme je l'ai toujours soutenu contrairement aux théories psychologiques les plus simples comme les plus compliquées*[13]. Le neuropsychiatre bernois Paul Dubois avait déjà souligné le malaise du corps médical vis-à-vis de ces malades et la répugnance des praticiens à les soigner[14].

---

[13] Paul Sollier, Chartier, Felix Rose, Villandre, *Traité clinique de neurologie de guerre,* Paris, 1918, VII.

[14] Dubois Paul, *Les psychonévroses et leur traitement moral*, Paris, 1909, 6.

Dans *Genèse et nature de l'hystérie,* Sollier avait implicitement critiqué l'attitude de son maître en proclamant la nécessité pour le médecin, qui était amené à prendre en charge ces patients, de privilégier avant tout l'intérêt du malade quitte à renoncer à toute *curiosité scientifique, si légitime qu'elle fût*[15]. Son rejet de la *déplorable* suggestion était absolu et il le justifiait en soulignant la complexité des processus mentaux naturels auxquels il était superflu d'ajouter des suscitations fabriquées. La dialectique freudienne tombait très précisément dans ce travers en imposant au sujet des concepts empruntés à l'imaginaire de son promoteur, les topiques attendant encore la justification expérimentale de leur réalité physiologique. Le transfert, ce pilier de la méthode psychanalytique, qui reposait sur une confusion entre passé et présent, et consistait à déplacer une conduite émotionnelle ancienne, vis-à-vis des parents par exemple, vers un autre objet ou vers une autre personne, le psychiatre en l'occurrence, tombait dans le travers dénoncé par Sollier. Celui-ci faisait remarquer que *l'observateur se substituait inconsciemment au sujet qu'il doit observer, il lui prête ses raisonnements et arrive en somme à s'auto-suggestionner, son sujet, fabriqué artificiellement par lui, ne faisant qu'objectiver ses propres idées*[16]. C'est ce qui fera dire un siècle plus tard à Lucien Israël : *La théorie analytique est ainsi infiltrée périodiquement de projections inconscientes venant des analystes mêmes*[17].

Janet avait lui-même repris une à une les manifestations de l'hystérie et les avait interprétées à l'aide de sa conception psychologique sans pouvoir toutes les expliquer ... on sait que pour lui *le caractère de l'hystérique n'est rien d'autre que le caractère des esprits faibles, des enfants*[18]. Il estimait que ces malades vivaient au jour le jour et qu'ils ne mentaient pas mais oubliaient ce qu'ils avaient déjà dit et avaient perdu le lien entre le passé et le présent.

Sollier, qui parlait de dysmnésie, sans désavouer cette démarche voulait partir de bases physiologiques. Ainsi les

---

[15] Paul Sollier, *Genèse et nature de l'hystérie Recherche clinique et expérimentale de psycho-physiologie*, Paris, 1897, **1**, II.

[16] Paul Sollier, *Genèse et nature de l'hystérie,* **1**, III.

[17] Israël Lucien, *L'hystérique, le sexe et le médecin*, Paris, 2001, 9.

[18] Pierre Janet, *Etat mental des hystériques*, Paris, 1893, **1**, 232.

anesthésies ne résultaient plus de la distraction ou de l'amnésie mais de *l'engourdissement cérébral*[19]. Ce n'était pas contradictoire avec ce que disait Janet, ça l'était totalement avec ce que prétendait Freud qui privilégiait des notions de résistance et de refoulement d'essence purement conceptuelle. Simplement Janet imputait la dissociation psychique à une disposition innée de l'appareil mental des hystériques et Sollier attribuait cette innéité à un métabolisme neuronal spécifique à leur état. C'était un abord innovant du problème. Du reste Dejerine ne s'y trompait pas quand il observait une prudente réserve quant au mode d'action des réactions émotives car il avait constaté lui-même la persistance de l'anesthésie hystérique pendant le sommeil ce qui excluait une *simple auto-suggestion* ou une *création artificielle*[20].

Il ne fallait pas oublier que les phénomènes psychiques n'étaient pas l'apanage du déclenchement des manifestations de l'hystérie, les facteurs physiques étant parfois en cause. D'autre part, les explications psychologiques étaient diverses et contradictoires. Elles invoquaient l'autosuggestion, l'imitation, la simulation, la dissociation ou la désagrégation mentales comme étiologies de l'hystérie mais n'éclairaient en rien le mécanisme qui agissait. Il fallait par conséquent *penser physiologiquement, en se rappelant que le cerveau existe, et qu'il a des fonctions physiologiques et psychologiques assez bien définies aujourd'hui et même localisées ...*[21] Les troubles somatiques et psychologiques relèveraient donc de problèmes fonctionnels et non d'une maladie psychique ou physique : il y avait coexistence, simultanéité, association réciproque du soma et de la psyché. Imaginer que le désir refoulé restait tapis dans l'inconscient prêt à surgir vêtu des oripeaux d'un épouvantail pour tourmenter l'infortuné hystérique, relevait du conte de fée.

L'activité du cortex cérébral pouvait être stimulée ou inhibée. Ce dernier mécanisme déterminait l'apparition de l'hystérie. Passager, ce ralentissement ou cet arrêt ne perturbait pas l'état normal. Durable, il provoquait des troubles de la sensibilité, de la motricité, de la conscience pouvant aller

---

[19] Paul Sollier, *L'hystérie et son traitement*, Paris, 1914, IV.

[20] Dejerine J., *Sémiologie des affections du système nerveux*. Paris, 1914, **2**, 932.

[21] Paul Sollier, *Op. cit.*, V.

jusqu'à une annihilation localisée ou diffuse de l'activité du cortex. Le traitement consistait à lever cette inertie pour rendre leur activité aux centres nerveux et voir se dissiper les symptômes correspondant à leur inhibition. La doctrine de Sollier était la suivante : *J'ai montré dans* (mes) *recherches que l'hystérie tenait à une sorte d'engourdissement plus ou moins profond, plus ou moins généralisé, des divers centres cérébraux, engourdissement se traduisant objectivement par de l'anesthésie plus ou moins accentuée et une diminution plus ou moins marquée des fonctions en rapport avec les centres intéressés*[22]. Il confirmait plus tard cette position en précisant : *Le trouble fondamental de l'hystérie consiste en une sorte de sommeil*[23]*, d'engourdissement plus ou moins circonscrit, plus ou moins profond, de l'écorce cérébrale*. Pour combattre cette inhibition de l'action, il fallait *par des moyens quelconques, physiques, psychologiques, mécaniques ou moraux selon les cas … réveiller l'activité de l'écorce engourdie, pour amener la disparition des troubles hystériques soit somatiques, soit psychologiques*[24]. Dans cette démarche thérapeutique, il s'efforçait de ne pas influencer ses malades et observait vis-à-vis d'eux une stricte neutralité tant en ce qui concernait son attitude que ses paroles. Il espérait ainsi livrer à ses contemporains, et à la postérité, des faits d'une telle objectivité qu'ils *ne sauraient être sujets à caution, ils sont ce qu'ils sont*[25], quitte à voir contester l'interprétation qu'il en donnait. En s'assignant le statut de simple observateur, il adoptait une posture pseudo freudienne, mais tempérée par une totale impartialité et une parfaite sincérité, ce qui ne fut pas toujours l'attitude de Freud. Autre originalité, la plupart des sujets observés étaient naïfs : jusqu'ici, aucun n'avait consulté, aucun n'avait été soumis à l'hypnose ou à la suggestion. Cette précision écartait l'hypothèse souvent avancée selon laquelle,

[22] Paul Sollier *Le problème de la mémoire Essai de psychomécanique*, Paris, 1900, 108.

[23] Quelques auteurs ont souligné la ressemblance existant entre certains mécanismes du sommeil et ceux de l'hibernation, la finalité commune à ces deux processus étant une économie d'énergie. Cette interprétation correspondrait bien à l'explication de Sollier, qui voyait dans des mécanismes inhibiteurs en cascade l'origine des manifestations hystériques, ces dernières correspondant à des réflexes primitifs de défense. Jouvet M., *Le sommeil et le rêve*, Paris, 2005.

[24] Paul Sollier, *Op. cit.*, IX.

[25] Paul Sollier, *Genèse et nature …*, **2**, 1.

c'était le praticien qui provoquait l'hystérie chez ses malades, qui, si l'on en croit Didi Uberman, l'inventait *ex nihilo*, en contradiction flagrante avec le premier principe de la thermodynamique.

1

Nature et théories de l'hystérie

Deux écoles s'affrontaient, les partisans du *tout psy* comme Breuer et Freud, Bernheim, Janet ... et ceux du *tout physio* comme Babinski[26] ou Pavlov, théorie affinée et développée par Sollier. L'enjeu était thérapeutique. Or tout avait été essayé depuis les méthodes les plus agressives jusqu'à l'abstention de tout traitement.

La théorie psychologique

La discorde régnait chez les partisans de la théorie psychologique, et les divergences foisonnaient. Pour Charcot, l'hystérie était une psychose : l'émotion la suscitait, la suggestion pouvait la résoudre ou la déclencher, le traitement moral et l'isolement[27] l'améliorer. Pour lui, seul l'hystérique était hypnotisable, ce que Bernheim et Liébault contestèrent, montrant que le sommeil hypnotique pouvait être obtenu chez 90% des malades par simple suggestion. Cette apparente dominance du psychisme n'excluait pas l'intervention d'un même trouble cérébral. Pour Moebius ou Strumpell, c'était une maladie par représentation, le malade imaginant sa maladie puis la somatisant dans des phénomènes corporels ... Le trouble représentatif aurait été primitif, mais souvent il se manifestait aussi quand le sujet n'y pensait pas, et l'attaque d'hystérie

---

[26] *Quand une émotion sincère et profonde secoue l'âme humaine,* disait Babinski, *il n'y a pas de place pour l'hystérie*. Porot, *Manuel alphabétique de psychiatrie* ..., Paris, 1952, 203.

[27] Charcot J.-M., *O.C.*, 1890, **3**, 238-243.

comportait trop d'éléments pour qu'il ait pu les programmer dans son esprit avant leur déroulement. Pour Janet, le phénomène principal, c'était le dédoublement de la personnalité et ses analogies avec le somnambulisme[28]. Il s'accompagnait d'un *rétrécissement du champ de la conscience*[29]. Janet expliquait ces phénomènes par la désagrégation mentale. Il restait à éclaircir les troubles trophiques, les accidents viscéraux, les troubles vasomoteurs : ici la psychologie achoppait. Pour Freud, le mécanisme de défense inconscient, la conversion hystérique, était analogue aux phénomènes thermiques d'échange d'énergie, ce qui présupposait l'existence d'une énergie psychique liée à une représentation désorganisatrice ou génératrice d'anxiété, convertible en énergie d'innervation ou en énergie somatique. Ce mécanisme hypothétique permettait à la représentation redoutée d'être expulsée de la conscience. *On est obligé de faire de cette tendance élémentaire à la défense contre les représentations pouvant éveiller des sensations de déplaisir-tendance seulement comparable au réflexe de fuite devant des stimuli de douleurs- un des piliers principaux du mécanisme qui supporte les symptômes hystériques*[30]. Il faisait l'anamnèse des antécédents de ses malades, notamment auprès de leurs proches et rappelait l'importance accordée par Charcot et son école aux facteurs héréditaires. La manifestation de la maladie nécessitait la confrontation entre cette prédisposition innée héréditaire et les agents provocateurs qui lui permettaient de se manifester.

Sollier était resté proche de Charcot en privilégiant l'inné aux dépens de l'acquis, puisque, pour lui, c'était le fonctionnement cérébral qui était hystérique. La cause première était donc constitutionnelle et non acquise. Le père de la

---

[28] Le somnambulisme se produit lors du sommeil à ondes lentes (SOL) caractérisé par la conservation du tonus musculaire alors que, pendant le sommeil paradoxal (SP), on note un ralentissement de l'activité motrice, consécutif à l'intervention des neurones GABAergiques (acide gamma amino butyrique, principal neurotransmetteur du cervelet) de la formation réticulée pontique agissant sur les neurones inhibiteurs spinaux (voir cellules de Renshaw). Simultanément d'autres cellules nerveuses inhibitrices situées également dans le pont (partie du métencéphale située en avant du cervelet dont il relie les deux hémisphères comme un pont) contrôlent certaines portions de la moelle épinière dorsale et réduisent les réponses aux stimulations somesthésiques.

[29] Paul Sollier, *Op. cit.,* 10.

[30] Freud S., *O.C.*, Paris, 2005, **V**, 236.

psychanalyse ne rejetait pas catégoriquement cette disposition héréditaire. Il attribuait l'importance excessive donnée par beaucoup à cette apparente transmission familiale, à des pratiques sexuelles illicites et gardées secrètes entre parents et enfants ou entre membres d'une même fratrie. Il faisait de *l'agent provocateur* non plus la cause occasionnelle d'un phénomène qui ne se manifesterait que sur un terrain prédisposé génétiquement, mais le *primum movens* de la maladie, cette expérience vécue traumatisante qui serait restituée comme un symbole mémoriel de l'évènement. Pour lui nul symptôme hystérique *ne peut procéder uniquement d'une expérience vécue réelle ... chaque fois le souvenir d'expériences vécues antérieures, éveillé par l'association, agit conjointement pour la causation* (!) *du symptôme*[31]. Il s'efforçait de remonter la piste jusqu'au premier événement traumatisant, très fréquemment d'ordre sexuel : *Je pose donc l'affirmation qu'à la base de chaque cas d'hystérie, se trouvent-reproductibles par le travail analytique, malgré l'intervalle de temps embarrassant des décennies-un ou plusieurs vécus d'expériences sexuelles prématurées ...*[32]. Cette démarche scolastique contrastait avec celle de Sollier qui espérait libérer l'esprit en stimulant le corps pour réveiller le système nerveux central, alors que Freud visait à libérer l'action en agissant sur l'esprit. Le premier s'adressait au présent du sujet en l'immergeant dans une activité corporelle souvent complétée par l'isolement qui le protégeait de la nocivité éventuelle de l'environnement. Le second submergeait ses malades dans leur passé et les lançait dans l'aventureuse recherche introspective de souvenirs responsables de leur hystérie, réminiscences altérées par le temps. Sollier tentait de relancer une machinerie mentale grippée en la stimulant, Freud essayait de découvrir ce qui l'avait bloqué. Dans un cas, la machine repartait parce que la cause de la panne ne résidait pas tant dans le choc initial que dans l'architectonique du mécanisme qui la provoquait et qu'il fallait dégripper. C'était ici que le traitement moral mettait de l'huile dans les rouages.

---

[31] Freud S., *O.C.*, **III**, 155.
[32] Freud S., *O.C.*, **III**, 162.

Dans l'autre, on cherchait à libérer un engrenage coincé en enlevant le corps étranger, mais la propension à caler persistait.

Freud donnait le rôle directeur au subconscient et à l'inconscient eux-mêmes régis par la libido, cette faim sexuelle diffuse et omnipotente. Le sujet tentait de refouler ces tendances et provoquait, par ce fait, les symptômes morbides. Seule l'émergence au niveau du conscient de ces traumas refoulés permettait de les rattacher à la succession d'évènements qui en avaient été le point de départ. Le symbole jouait un rôle déterminant dans le freudisme aboutissant à l'abandon de la clinique au profit de la métaphysique.

Ce n'était pas tant la recherche d'une cause refoulée et acquise qu'il fallait mener, que celle d'une cause favorisante et d'un mécanisme inné rétorquait Sollier. Le réel occupait le devant de la scène et reléguait la métaphore au rang des accessoires.

La théorie physiologique

L'antériorité des phénomènes organiques sur les manifestations psychologiques était souvent évidente : si l'on supprimait l'état fonctionnel, l'idée disparaissait aussi. Bernheim considérait la suggestibilité comme un signe pathognomonique[33] de l'hystérie. Babinski n'y voyait qu'autosuggestion, imitation, simulation ou supercherie de la part du sujet. Il estimait que l'émotion n'y jouait aucun rôle, et que les manifestations hystériques naissaient et pouvaient être reproduites par suggestion et dissipées par persuasion. Sollier les interprétait comme la conséquence et non la cause de l'état hystérique. Il donnait une explication très séduisante de la crise car, pour lui, les attaques étaient … *constituées par des réactions d'un déterminisme remarquable, car elles résultent tout simplement du retour de la sensibilité dans les parties anesthésiées, comme le démontre le réveil des hystériques vigilambules* …[34] Plus loin, il se posait la question de savoir *pourquoi ne pas se demander si les manifestations à la fois physiques et psychiques que présente l'hystérie ne sont pas*

---

[33] Se dit d'un signe, d'un symptôme qui caractérisent spécifiquement une maladie permettant un diagnostic différentiel certain.
[34] Paul Sollier, *Op. cit.*, 19.

l'expression d'un même état cérébral, le cortex étant à la fois un organe du mouvement, de la sensibilité et de représentation ou plus généralement, de pensée[35]. Le prélude à l'attaque résultait de l'interruption du fonctionnement d'un nombre plus ou moins élevé de centres nerveux corticaux provoquant une anesthésie plus ou moins profonde. Ces centres recouvraient ensuite leur activité entraînant des mouvements et un retour de la sensibilité. C'est de cette restauration du fonctionnement des centres que résultait la crise[36]. Lépine avait proposé en 1894 une théorie selon laquelle une similitude existait entre sommeil et paralysie hystérique, les deux phénomènes correspondant à une interruption de l'influx nerveux entre deux synapses neuronales. Sollier attribuait au cerveau une double fonctionnalité organique d'une part, psychique de l'autre. Au cerveau organique étaient dévolues les fonctions motrices et sensitives mais aussi neurovégétatives. Au cerveau psychique, le lobe frontal, revenait le potentiel de modifier, par représentation mentale volontaire ou suggérée, les fonctions viscérales ou vasomotrices. Il soulignait le rôle des centres situés en arrière du lobe préfrontal dans la diffusion et la réception des stimuli sensitifs, moteurs et neurovégétatifs. Il concevait ces centres *comme une foule de petits cerveaux ayant une certaine autonomie et tous associés les uns avec les autres*[37]. Toutes les impressions sensitives, sensorielles et *esthésiques* de toutes natures étaient recueillies par le cerveau organique et y provoquaient des modifications moléculaires qui déterminaient dans le cerveau psychique *un état dynamique spécial différent*

---

[35] Paul Sollier, *Op. cit.*, 21.

[36] Paul Sollier, *Genèse et nature* ..., **1**, 370.

[37] Paul Sollier, *Op. cit.*, 23. Sollier manifestait ici une prémonition des systèmes activateurs et inhibiteurs qui interviennent dans la régulation du sommeil paradoxal (augmentation de l'activité de l'amygdale, de la région parahippocampique, du tegumen pontique et du cortex cingulaire antérieur et diminution de l'activité du cortex préfrontal dorso latéral et du cortex cingulaire postérieur). On sait depuis 1949 (travaux de Magoun et Moruzzi) que des noyaux cholinergiques (les *petits cerveaux* de Sollier ?) situés à la jonction du Pont et du bulbe produisent un état de vigilance et d'éveil : système réticulaire activateur. En revanche, à la même époque, le physiologiste suisse Hess obtient un sommeil à ondes lentes en stimulant le thalamus d'un chat. Ceci démontrait la corrélation entre thalamus et cortex lors du sommeil. Comme Sollier l'avait pressenti, beaucoup d'autres formations nerveuses participent au sommeil et à l'éveil, comme les neurones adrénergiques du locus coeruleus, les neurones sérotoninergiques des noyaux du raphée et les neurones histaminergiques du noyau tubéro-mamillaire de l'hypothalamus. Purves et al., *Neurosciences*, 2011, 709, 721-725.

de celui qui précède ou suit, et correspondant à un état particulier de la personnalité. C'était la reconstitution de cet agencement moléculaire initial qui faisait revivre les évènements vécus dans notre passé. Sollier imaginait un balancement permanent entre cerveau organique et cerveau psychique avec transformation de l'énergie nerveuse en énergie psychique, cette dernière reproduisant les états organiques eux-mêmes générateurs d'énergie. Une fois admise la tendance des troubles hystériques à disparaître sans laisser de traces, l'hypothèse selon laquelle ils étaient fonctionnels, et seulement fonctionnels, s'imposait. On pouvait reconnaître qu'ils résultaient d'un phénomène d'arrêt ou de diminution d'activité siégeant dans les centres nerveux supérieurs. *L'hystérie est plus un tempérament, une manière spéciale de réagir du cerveau qu'une maladie proprement dite,* disait-il, ajoutant *: On est hystérique avant d'avoir des accidents hystériques*[38]. Ces deux phrases résumaient la totalité de sa doctrine.

Il énumérait ensuite les différents scénarios qui pouvaient se dérouler en conformité avec sa conception de l'inertie du cerveau hystérique enclin *à rester dans l'état dans lequel il est amené au lieu de reprendre de lui-même son activité normale*. Une fois à l'arrêt, il était incapable de redémarrer. L'atteinte d'un centre moteur entraînait l'absence de réponse aux influx émanant soit de l'extérieur (fibres sensitives) soit de l'intérieur (lobes préfrontaux). On était alors en présence d'une paralysie psycho-sensitivo-motrice. L'atteinte d'un centre sensoriel ou viscéral provoquait l'absence de transmission des sensations extérieures aux lobes préfrontaux ou des données sensorielles ou organiques provoquant une abolition de perception ou de fonction. Dans ces deux cas de figure, on parlait de défaut de représentation, ce qui impliquait, pour Sollier, *un arrêt de fonctionnement complet des centres*. Cette interruption de l'activité nerveuse, si elle était partielle et se manifestait à l'instant où un seul centre concerné était dans un *état moléculaire correspondant à une certaine représentation ou*

[38]Paul Sollier, *Op. cit.*, 27. Thérèse Lempérière exprimait la même opinion quand elle écrivait : *La virtualité hystérique existe probablement chez tout être humain où elle peut s'actualiser à l'occasion d'une menace vitale mais chez ceux que l'on appelle les "hystériques" c'est toute l'existence qui se passe dans le registre de la théâtralité, des subterfuges et faux-semblants*. Lempérière Th., *Précis de psychiatrie*, Paris, 1982.

sensation[39], il se figeait en quelque sorte dans cet état et la représentation, devenue permanente, correspondait à l'idée fixe, chère à Charcot et Janet. Sollier combattait leur interprétation de l'hystérie résultant d'un mécanisme psychologique à travers lequel l'idée fixe fabriquerait les troubles hystériques. Pour lui, ces manifestations, paralysie ou contracture, résultaient de l'état physiologique du cortex atteint de troubles sensitivo-moteurs[40]. Les autres activités du cerveau étaient épargnées, mais la partie concernée par cette inhibition restait bloquée jusqu'à ce que l'*agencement moléculaire* qui la provoquait soit modifié. On parlait donc pour l'hystérie de maladie par idée fixe, concept psychologique auquel Sollier donnait une réalité biochimique. Là où Charcot s'était vainement échiné à découvrir des stigmates anatomopathologiques, il indiquait clairement une piste métabolique. Plusieurs centres étaient-ils atteints ? Dès lors, les centres indemnes continuaient néanmoins leur activité ce qui faisait qu'une activité consciente subsistait à côté d'une activité inconsciente. Le sujet d'une part agissait, d'autre part constatait qu'il agissait. Il était à la fois acteur et témoin de ses activités, il était dédoublé. Ce qui faisait dire à certains, dont Janet, que l'hystérie était une maladie par dédoublement de la personnalité. Autre conséquence, comme la perception consciente du fonctionnement des centres qui persistait encore était diminuée, le champ de la conscience était réduit. Les différents centres étant altérés indépendamment les uns des autres et de façon désordonnée et séquentielle, un manque de coordination en résultait et l'on parlait de désagrégation mentale. Donc, les anomalies du comportement de l'hystérique résultaient d'une part de l'interruption ou du dysfonctionnement de divers centres du système nerveux et, d'autre part, de leur préservation partielle. Ce double phénomène se traduisait simultanément chez le même individu *par des sensations affaiblies au moyen de mouvements dont la représentation se fait mal*[41]. Si le sujet perdait conscience de ses actes, de ses impressions, de sa mémoire et présentait des épisodes délirants ou des états seconds, alors l'hystérie rentrait dans le cadre de la

[39] Paul Sollier, *Op. cit.*, 28.
[40] Paul Sollier, et al., *Traité clinique de neurologie de guerre*, 529.
[41] Paul Sollier, *Op. cit.*, 29.

maladie mentale. L'amnésie traduisait l'arrêt de fonctionnement des centres cérébraux, soit parce que le centre moteur ou sensoriel était devenu réfractaire au stimulus du cortex préfrontal (aperception[42]), soit parce que ce centre était devenu lui-même inopérant. L'aboulie résultait parfois de l'émoussement des excitations sensorielles qui perdaient de leur action sur les centres moteurs indemnes. Mais il arrivait que ce fût l'affaiblissement de l'activité motrice qui la rendait insensible aux stimulations sensorielles. D'autre part, la volition qui précédait l'accomplissement d'un acte dépendait du pouvoir d'évocation, or celui-ci était altéré chez l'hystérique. Le corollaire de ce déclin de la volonté, c'était la suggestibilité. L'hystérique qui recevait un ordre lui accordait la priorité absolue puisque sa représentation était la plus forte, les autres centres étant inhibés. La suggestion, elle, était la traduction omnipotente d'une *représentation isolée*[43]. Loin de favoriser la guérison, elle risquait de l'entraver car elle accentuait la tendance du cerveau de l'hystérique à l'automatisme et à l'autonomie. La distraction relevait du même mécanisme d'arrêt ou d'atténuation des stimuli provoqués par les impressions et transmis amortis au centre d'aperception.

Pour Sollier, la seule explication des troubles hystériques résidait dans le fait que *tous les phénomènes psychologiques qu'on nous présentait comme des causes sont en réalité des effets, des manifestations du trouble cérébral qui constitue l'hystérie ... celle-ci étant due à un état d'engourdissement, d'inhibition, à une sorte de sommeil du cerveau*[44]... Pour élaborer sa théorie, il partait d'observations effectuées sur certains malades. Surpris de l'insomnie que manifestaient les hystériques, il avait supposé que ces malades présentaient en réalité un sommeil pathologique, substitut d'un endormissement normal. Cette insomnie résistait aux plus fortes doses de somnifères : 15 à 20 g de bromure de potassium par jour[45]. Charcot qui avait observé le même phénomène parlait de

---

[42] Opération de l'esprit quand il se considère comme le sujet qui perçoit, ou sent, une impression quelconque. C'est le *Anschauung* des Allemands.
[43] Paul Sollier, *Op. cit.*, 32.
[44] Paul Sollier, *Genèse et nature ...*, 1, 3.
[45] Paul Sollier, *Genèse et nature ...*, 1, 6.

vigilambulisme par analogie avec le somnambulisme[46]. Mais il interprétait cet état comme un équivalent de la phase délirante de la grande attaque. Sollier réveillait donc brutalement certaines de ses malades et constatait qu'elles récupéraient les souvenirs du passé correspondant *à un état antérieur de leur personnalité*[47]. Une de ses patientes, Marguerite C., totalement anesthésiée, facilement hypnotisable, lui répondait quand il lui demandait si elle dormait : *On dirait que je ne vis pas, que je ne suis pas sur terre …*[48]. L'ayant hypnotisée, il lui ordonnait de se réveiller complètement. A l'issue de chaque séance d'hypnose[49], cette jeune femme récupérait des bribes de son passé qu'elle avait oublié et présentait des troubles sensitifs accompagnant la récupération de la sensibilité. Elle paraissait alors émerger d'un profond endormissement ayant tout oublié du temps et de l'environnement qui avaient succédé à son admission. Sollier multiplia ensuite ce type d'observations. Il acquit bien vite la conviction que les hystériques étaient tous, sans exception, des *vigilambules*. Alors que Freud considérait le rêve comme l'étiologie du trouble mental[50] et pensait que le Moi était encore assez puissant pendant la période onirique pour attifer le désir d'oripeaux qui le costumaient souvent en épouvantail, alors qu'il affirmait que le rêveur était aussi incapable d'identifier le contenu de ses songes que l'hystérique de pénétrer la nature de ses symptômes, Sollier réalisait la fusion du rêve, du rêveur et de l'hystérique. Il considérait l'un comme le produit d'une hypoactivité cérébrale, l'autre comme un dormeur endormi et le dernier comme un dormeur éveillé, un *vigilambule,* dont l'encéphale engourdi était momentanément privé de ses facultés d'analyse et de ses pouvoirs de décision. Cette privation d'accès à certains secteurs de la mémoire ne résultait pas d'un refoulement mais d'une perte de connexion

---

[46] Le somnambulisme survient au cours du sommeil à ondes lentes qui précède la première phase de rêve. La perception subsiste inconsciemment, sans mémorisation et sans activation du cortex.

[47] Paul Sollier, *Op. cit.,* 36.

[48] Paul Sollier, *Genèse et nature …,* 1, 7.

[49] L'imagerie cérébrale montre que, sous hypnose, l'évocation des souvenirs personnels active des aires corticales différentes de celles stimulées par le rappel de la mémoire chez un sujet non hypnotisé. Bontoux, Couturier, Menkès, Rapport sur les thérapies complémentaires … *Académie de Médecine, Rapport du 5 mars 2013.*

[50] Freud S., *O.C.*, Paris, 2005, IV, 122.

synaptique. L'aiguilleur n'était pas en cause, c'était l'aiguillage qui était grippé. Sollier procédait par étapes, et avait remarqué, accompagnant le recul progressif de l'individualité dans le temps, des modifications de la sensibilité. C'était ce qu'il appelait la *régression de la personnalité*. Puis, peu à peu, à mesure qu'on renouvelait les stimulations, le sujet parcourait le chemin inverse, allant du passé vers le futur, présentant à nouveau des troubles de la sensibilité. On parlait alors de *progression de la personnalité* qui se terminait par le réveil complet et le retour à la normale. Il imagina obtenir cette guérison en commençant par rétablir la sensibilité de ces patients. Pour ne pas être soupçonné de les suggestionner, il avait décidé de ne recourir qu'à des stimulations physiques : électricité, mécanothérapie[51] surtout. Le succès du traitement était attesté par le retour du sommeil naturel. Ces résultats le renforçaient dans sa conviction que l'hystérie n'était pas une maladie mentale, mais une manière de fonctionner du cerveau. Cette modification entraînait l'ensemble des manifestations si particulières de la maladie, dont l'élément essentiel était la perte de la sensibilité. Sous hypnose et pendant le déroulement des étapes de récupération de la sensibilité, il affirmait que le sujet avait conscience de la forme, du siège de ses viscères et pouvait agir sur eux : *Ce qui est normalement conscient à l'état de veille devient inconscient ; ce qui est normalement inconscient devient conscient dans l'état d'hypnose profonde ou de vigilambulisme très marqué*[52]. Non seulement il établissait une relation entre l'état de sensibilité des viscères et leurs fonctions, mais il croyait à l'influence du cerveau sur les sécrétions et leur constitution chimique, sur la vasomotricité. Il prétendait que

---

[51] Per Henrik Ling (1776-1839) avait introduit en médecine la gymnastique rééducative : gymnastique suédoise. La mécanothérapie fut imaginée par un de ses émules, Gustav Zänder (1835-1920), qui eut l'idée de faire effectuer par des machines de son invention divers mouvements de flexion, d'extension, de rotation et de circumduction des membres et du corps. L'idée fondatrice de Ling reposait sur le fait que le corps humain était constitué de rouages solidaires les uns des autres. Que l'un soit défaillant et tout l'organisme se déréglait, à l'image de ce qui se produisait dans le mécanisme d'une horloge. Sollier s'inspirait de la même théorie quand il appliquait au traitement des hystériques la mécanothérapie pour en quelque sorte débloquer les rouages cérébraux paralysés en stimulant la sensibilité et la motricité, le réveil de ces fonctions par contiguïté, par enchaînements successifs, se répercutant jusqu'au niveau du cortex cérébral.

[52] Paul Sollier, *Op. cit.*, 41.

tous les troubles hystériques disparaissaient quand on restaurait la sensibilité. Il partait de l'hypothèse selon laquelle ce n'étaient pas les organes qui recouvraient cette faculté, mais les centres cérébraux sortis de leur engourdissement. Il ne doutait pas que la diminution de l'irritabilité des centres cérébraux déterminait une modification de la sensibilité objective et subjective, et que l'anesthésie, quel que soit son degré, était pathognomonique[53] de l'hystérie et reflétait l'étendue et l'intensité de l'engourdissement cérébral. Cela l'amenait à donner la définition suivante de l'hystérie : *L'hystérie est un trouble fonctionnel du cerveau consistant dans un engourdissement ou un sommeil localisé ou généralisé, passager ou permanent, des centres cérébraux et se traduisant par conséquent, suivant les centres atteints, par des manifestations vasomotrices ou trophiques, viscérales, sensorielles et sensitives, motrices et enfin psychiques, et suivant ses variations, son degré et sa durée, par des crises transitoires, des stigmates permanents ou des accidents paroxystiques. Les hystériques confirmés ne sont que des vigilambules dont l'état de sommeil est plus ou moins profond, plus ou moins étendu*[54]. La variabilité était un des caractères les plus frappants de l'anesthésie hystérique. Elle se modifiait sous l'influence des attaques, des émotions[55], du somnambulisme ou de l'attention volontaire, de toxiques comme l'alcool, le chloroforme, l'éther, la morphine[56]. Il expliquait l'aspect protéiforme de ses manifestations par l'atteinte successive et désordonnée des multiples centres cérébraux[57] plus ou moins autonomes faisant *que l'hystérie dans*

---

[53] Voir note p. 24.

[54] Paul Sollier, *Op. cit.*, 46.

[55] Cannon et Lapicque avaient démontré que la puissance inhabituelle de l'influx nerveux libéré par l'émotion provoquait une propagation de cette excitation hors des circuits habituels, tracés par les rapports chronaxiques de constitution et de subordination. Selye avec la description des trois phases de son concept d'adaptation au stress, alarme, résistance, épuisement, avait montré que si le choc était puissant au point de submerger les facultés d'adaptation de l'être vivant, il y avait défaillance des mécanismes de préservation de son équilibre. Il ajoutait qu'il existait des sujets prédisposés au syndrome de fatigue chronique particulièrement lors de stress prolongés. L'hystérie est peut-être un au-delà du stress, une quatrième phase du GAS (General Adaptation Syndrome) propre à certains individus.

[56] Paul Sollier, *Genèse et nature* ..., **1**, 369.

[57] Sollier précisait bien qu'il parlait de centres fonctionnels dynamiques et non de localisations cérébrales statiques. Comment s'effectuait le passage d'une représentation mentale suggérée ou non à un phénomène somatique ? Que recouvraient exactement les

son ensemble n'est qu'une agglomération d'états hystériques locaux[58].

L'état émotionnel était le fait capital, fondamental[59], il n'était pas consécutif à la connaissance de variations périphériques mais à la conscience de changements intra-cérébraux suscités par une excitation périphérique ou sa représentation. Ce n'était pas tant l'idée elle-même qui provoquait l'accident hystérique que l'état émotionnel général qu'elle avait occasionné. Cette stimulation atteignait le cerveau et lui imprimait un état particulier, la cénesthésie[60], qui donnait au sujet la possibilité de percevoir ses propres organes tout comme il possédait déjà celle de discerner son propre environnement. L'émotion était la première responsable de la perte totale de la sensibilité et quand elle réapparaissait, elle était atténuée, partielle. Beaucoup de psychiatres contemporains estiment que l'incapacité de traduire ses émotions par des mots, l'*alexithymie*, s'accompagne chez le sujet qui en est atteint de l'incapacité d'identifier ses émotions et de les distinguer des sensations corporelles. Sollier le pressentait, persuadé *que les émotions amènent les troubles de la sensibilité et de la vasomotricité, c'est-à-dire ceux qui forment la base même des troubles hystériques. Mais chez l'individu normal, la sensibilité ainsi altérée a tendance à revenir à l'état normal. Chez l'hystérique au contraire, la faiblesse de son système nerveux ne permet pas ce retour ad integrum et c'est ainsi que l'hystérie vient succéder à l'émotion par le seul fait de la persistance des troubles de sensibilité provoquée par elle*[61]. Quand d'autres

---

mots employés pour définir des concepts comme image, représentation, suggestion, conscient, subconscient ? Faute de réponse physiologique complète, il était préférable de s'en tenir à une prudente réserve.

[58] Paul Sollier, *Op. cit.*, 48.

[59] Paul Sollier, *Genèse et nature ...*, 1, 485.

[60] La cénesthésie ou coenesthésie ou sensibilité interne correspond à des données sensorielles permettant de traduire le fonctionnement végétatif de l'organisme en sensations conscientes. Leur expression émotionnelle est immédiate et leur valeur représentative quasi inexistante bien que localisable à tel ou tel viscère. Contrairement aux sensations extéroceptives, elles ont une continuation qui reflète la durabilité de la vie végétative. C'est tout à fait ce que Sollier exprimait lorsqu'il disait que *le fonctionnement de nos organes internes à l'état normal provoque toujours en nous des sensations semblables ; elles ne deviennent ni plus nombreuses, ni plus vives, ni plus conscientes avec les progrès de l'âge*. (Sollier Paul, *Genèse et nature ...*, 1, 491).

[61] Paul Sollier, *Genèse et nature ...*, 1, 368.

émotions se manifestaient, c'était du côté où elles étaient le moins développées, à gauche chez la plupart des individus, qu'elles s'installaient, souvent durablement.

A la suite de son expérience de la guerre, il se posa la question de savoir si, sous l'influence des épreuves subies par des combattants sans aucun antécédent névrotique, ceux-ci ne pouvaient pas devenir hystériques. Il avait ainsi acquis la conviction d'une possible atteinte de l'écorce cérébrale mais aussi des centres sous-corticaux et de la moelle, par le dysfonctionnement hystérique. Les altérations du diencéphale se traduisaient par des signes vasomoteurs et sympathiques, celles de la moelle épinière par des troubles moteurs ou sensitifs purs[62].

Les auteurs ayant observé l'hystérie, disait-il, ont commis l'erreur d'accorder une trop grande importance au dysfonctionnement psychologique aux dépens du *substratum organique, physiologique*[63]. On parlait dès lors de dédoublement, de désagrégation ou de réduction du champ de la conscience. Il s'agissait en réalité de l'assoupissement, de la léthargie des centres cérébraux, expliquant l'atteinte de la sensibilité, spécifiques de l'hystérie. Et pourtant, Janet avait bien souligné la parenté entre le somnambulisme spontané ou provoqué chez ces sujets affirmant que ce symptôme rentrait tout entier dans le domaine de l'hystérie et en représentait le caractère essentiel[64]...

Inhibition, engourdissement, sommeil martelait Sollier pour définir l'hystérie. Dès lors, la voie thérapeutique la plus évidente consistait à faire sortir le malade de cet étrange sommeil dans lequel il était plongé. Fait étonnant, *le sujet se trouve ramené à l'époque où il a commencé à y tomber*[65], ce qui impliquait que le dormeur comptait sa durée de sommeil par années !

Si l'on en croyait Claparède, le sommeil correspondait à une réaction de désintérêt et à une réaction de défense. Sollier n'hésitait pas à établir une analogie entre ce sommeil naturel et

---

[62] Paul Sollier, et al., *Traité clinique de neurologie de guerre*, 532.
[63] Paul Sollier, *Genèse et nature* ..., 1, 10.
[64] Paul Sollier, *Genèse et nature* ..., 1, 11.
[65] Paul Sollier, *Op. cit.*, 51.

l'hystérie[66]. Il rappelait également les similitudes avec le sommeil obtenu par hypnose. Quelles étaient les causes de cet engourdissement cérébral ? Avant tout les émotions, mais aussi le surmenage, les maladies toxiques ou infectieuses, l'anorexie, la paralysie, les chocs traumatiques, l'anesthésie par éther ou chloroforme, la cocaïne. Certains individus ne récupéraient pas l'intégrité de leur sensibilité et de leur activité cérébrale à la suite d'une syncope et présentaient un certain degré d'anesthésie locale ou générale. Dans tous les cas, ce qui constituait essentiellement le trouble hystérique c'était la persistance des phénomènes provoqués par l'état émotionnel, par la fixation des réactions émotionnelles, générales ou locales. Pour Sollier, l'hystérie était moins une maladie qu'*une manière spéciale de réagir du cerveau.* Il privilégiait donc le terrain dans son apparition. Il pensait que les mêmes agents environnementaux pouvaient la provoquer chez tout individu mais que *la modification organique cérébrale*[67] *qui*

[66] La distinction que nous faisons désormais entre les différents types de sommeil n'apparaîtra qu'en 1930 avec les premiers électroencéphalogrammes. Les chercheurs constateront avec étonnement l'existence de deux types de sommeil, le sommeil à ondes lentes (SOL) et le sommeil paradoxal (SP). Chez un sujet éveillé, les ondes électriques cérébrales sont un mélange de signaux parmi lesquels prédominent des ondes de fréquence relativement rapide : on parle d'activité bêta. S'il se détend et ferme les yeux, le sujet présente un EEG avec des ondes de fréquence plus faible appelé rythme alpha, c'est le début du sommeil à ondes lentes accompagné d'une relaxation des muscles, de réflexes rotuliens normaux, d'une diminution de la fréquence du cœur et de mouvements lents des globes oculaires sous les paupières fermées. Si on réveille le dormeur au début de ce stade, il nie avoir dormi. Le SOL parcourt quatre phases puis atteint ses ultimes étapes (stade 3 et 4) en environ une heure. Il est défini par un ralentissement des rythmes de la respiration et des battements cardiaques, par une diminution de la température et de l'irrigation sanguine cérébrales, par une activité neuronale corticale plus réduite et plus épisodique, par une augmentation des potentiels cérébraux évoqués par stimulation sensorielle (voir note 248). Le sommeil paradoxal est caractérisé par un niveau élevé de vigilance contrastant avec une inhibition importante des afférences et des efférences celles-ci étant bloquées de façon inégale. Après une heure apparaissent des ondes, analogues à celles d'un cerveau éveillé. Elles sont de haute fréquence et de faible amplitude. Dès ce moment, les mouvements respiratoires et les battements du cœur deviennent irréguliers, la régulation de la température est perturbée, la température et le flux sanguin du cerveau sont élevés, la relaxation des muscles accompagne la perte du réflexe rotulien, les mouvements oculaires sont rapides et synchrones, le taux d'activité neuronale est augmenté et constant, les potentiels évoqués, réduits. L'onirisme du sommeil paradoxal est peuplé d'images, celui du sommeil à ondes lentes, de concepts.

[67] Le corrélat neurobiologique, étudié par Pet ou IRMf, (voir note 248 et 249) semble acquis dans les troubles de conversion. Les études sur ce sujet ont certes porté sur de petites cohortes d'individus présentant des symptomatologies diversifiées. Cependant, une hyperactivité du cortex orbitofrontal et cingulaire antérieur secondaire à des

accompagne ces phénomènes disparaît facilement chez l'homme normal, tandis qu'elle persiste chez l'hystérique[68]. Chez le sujet prédisposé, l'état hystérique transitoire devenait permanent. La maladie hystérique n'existait pas, c'était le mécanisme cérébral qui était hystérique[69]. Il avait remarqué que, chez certains sujets, la récupération de la sensibilité se déroulait selon un processus physiologique toujours identique, qui échappait au malade et au médecin, marqué notamment par une restitution de la sensibilité profonde. Il ramenait à trois éventualités la nature des phénomènes qui correspondaient à la guérison, soit un réveil simple avec récupération partielle de la sensibilité ou bien restitution *ad integrum* des facultés perdues, soit réveil partiel de la sensibilité, soit réveil général ramenant une remémoration des souvenirs de la phase somnambulique et l'intégralité de la sensibilité. Il décrivait ainsi les phénomènes accompagnant le réveil de ses malades : *Quand on procède au réveil général de la sensibilité chez un vigilambule, on constate que les choses se passent de la façon suivante. À mesure que l'on réveille la sensibilité d'un membre, d'un viscère, d'un organe des sens quelconque (c'est-à-dire l'activité du centre cortical de ce membre, de ce viscère ou de cet organe), le sujet recouvre la conscience des sensations qui ont pour point de départ ce membre, ce viscère ou cet organe sensoriel, et, d'autre part, il agit volontairement sur les organes soumis normalement à la volonté. Mais il n'a pas une conscience complète de sa personnalité. Sa mémoire reste ce qu'elle était, les souvenirs qu'il a perdus ne reparaissent pas, alors même qu'ils ont trait à des actes ou à des sensations dont les centres fonctionnels permettent maintenant l'exécution ou la perception. Il paraît un être nouveau, fait de toutes pièces, juxtaposées les unes aux autres, fonctionnant pour leur propre*

---

manifestations émotionnelles serait susceptible d'inhiber les régions qui provoquent le symptôme. Comme les régions frontales interviennent dans la volition, un dysfonctionnement à leur niveau pourrait s'opposer à un mouvement volontaire.

[68] Paul Sollier, *Op. cit.*, 58.

[69] Le syndrome de stress post-traumatique (SSPT) confirme cette hypothèse. Chez les anciens combattants, ce syndrome fréquent a permis de démontrer, chez les jumeaux homozygotes notamment, que la vulnérabilité à cette névrose impliquait des facteurs familiaux et était corrélée à une atrophie de l'hippocampe de l'hémisphère droit. Breedlove S.M., Rosenzweig M.R., Watson N.V., *Psychophysiologie*, Bruxelles, 2012, 500-501.

compte et ne formant pas une personnalité continue avec celle du passé. Il ne vit que dans le moment présent, et ceci nous explique la persistance de l'aprosexie[70]*, même après le retour de la sensibilité organique. Il semble que sa personne soit composée d'une foule d'individualités, ayant chacune conscience d'elle-même et volonté, mais sans lien entre elles*[71].

Sollier s'était beaucoup intéressé à la mémoire. Il participait au consensus des neurologues de l'époque concernant la constatation des faits et l'analyse de leur déroulement. La conservation des impressions puis leur reproduction intérieure et leur identification comme appartenant au passé étaient choses admises. En revanche, cette belle unanimité volait en éclats lorsqu'il s'agissait de déterminer où et comment ces processus se déroulaient et de dire comment s'imbriquait dans l'édifice de l'intellect la clef de voûte de la mémoire. Diverses théories occupaient le devant de la scène scientifique de ce début de XXème siècle. Certains, comme Herbert, croyaient à la persistance des perceptions dans l'esprit, leur effacement n'étant qu'apparent. La reproduction du souvenir correspondant alors au retour de l'état masqué à l'état conscient. Richet attribuait cette conservation des images à l'irritation des neurones corticaux qui persistait indéfiniment. D'autres se prévalaient des modifications de l'état moléculaire de ces mêmes neurones, provoquées par des vibrations momentanées, modifications appelées traces ou résidus. Maudsley partageait ce point de vue et affirmait : *Quand on parle d'idées emmagasinées dans la mémoire, on parle naturellement au figuré ; en réalité il n'y a point de dépôt où les idées attendent qu'on aille les chercher ; lorsqu'une idée que nous avons eue précédemment, devient de nouveau active, c'est simplement que le même courant nerveux se reproduit, plus la conscience que ce n'est qu'une reproduction : c'est la même idée plus la conscience qu'elle est la même. Quelle est la condition de cette conscience* ? On parlerait aujourd'hui d'amorçage. Hering envisageait des modifications *de la disposition moléculaire et atomique par laquelle la substance nerveuse est rendue capable de reproduire les processus physiques et par là même les*

---

[70] Impossibilité de fixer l'attention sur un sujet ou un objet.
[71] Paul Sollier, *Genèse et nature* ..., 1, 489.

processus psychologiques qui constituent la sensation et la perception. Ribot adhérait tout à fait à cette façon de voir : *La mémoire organique ne suppose pas seulement une modification des éléments nerveux, mais la formation entre eux d'associations déterminées pour chaque événement particulier, l'établissement de certaines associations dynamiques qui, par la répétition, deviennent aussi stables que les connexions anatomiques primitives*[72]. Sergi contestait ces interprétations et il privilégiait la répétition des excitations externes pour que les éléments sensibles des centres nerveux puissent s'adapter et produire une localisation cérébrale. En somme il supposait un apprentissage à une fonction définie d'un élément nerveux. Ensuite, une fois le sentiment mémorisé installé, il se manifestait de la même façon que le sentiment original. C'était la loi d'induction de la perception. Sollier était de ce clan, le parti des physiologistes. Bergson leur opposait la mémoire pure, *spontanée, désintéressée, indépendante* des mécanismes cérébraux et la mémoire habitude : c'était la différence entre l'apprentissage par cœur d'une brève leçon et le souvenir qu'on garderait le lendemain de la façon dont on l'avait apprise. Sollier, hostile à cette vision spiritualiste, demandait comment, dans ces conditions, se conservaient les souvenirs, quel était le siège de la conscience en dehors du cerveau, par quelle voie l'esprit excitait les centres moteurs. Dès lors, faisait-il remarquer, il fallait admettre qu'un phénomène virtuel se matérialisât et accepter qu'un phénomène matériel se spiritualisât ! Un demi-siècle plus tard, Delay devait estimer que, *du point de vue phénoménologique et de ce qui appartenait à la conscience, aucun souvenir n'était indépendant du cerveau et la mémoire pure, c'était l'oubli*[73]. Searle, plus récemment a souligné cette dépendance de la conscience vis-à-vis de ce qu'il dénomme les micro-éléments du cerveau : *Les caractéristiques systémiques sont entièrement fixées par les micro-éléments, parce que, d'un point de vue causal, il n'y a rien si ce n'est des micro-éléments. L'état des neurones détermine l'état de la conscience*[74]. Pour Sollier, les choses étaient claires, la mémoire

[72] Paul Sollier *Le problème de la mémoire* ..., 6.
[73] Delay Jean, *Les dissolutions de la mémoire*, Paris, 1950, 13.
[74] Searle John R., *Liberté et neurobiologie*, Paris, 2004, 53.

était constituée de deux éléments, l'un physiologique et inconscient, l'autre psychologique et conscient. Ce que les neurophysiologistes appellent aujourd'hui la mémoire procédurale et la mémoire déclarative. On voit que l'auteur du *Problème de la mémoire* était en adéquation avec les théories contemporaines et les préfigurait. La reconnaissance était de nature psychologique, indissociable de la conscience. La reproduction impliquait les deux processus car elle pouvait se manifester automatiquement par connexions neuronales mais aussi volontairement et avec conscience. Ribot traduisait ces deux processus en parlant d'une mémoire organique et d'une mémoire psychique. Selon que l'attention intervenait ou n'intervenait pas, on parlait de mémoire organisée ou brute quand il fallait apprendre, de mémoire active ou passive quand il s'agissait de se rappeler. Dans l'hystérie, il existait une analogie entre les troubles de la sensibilité et de la motricité et ce qui pouvait se produire dans le domaine des souvenirs et des idées. Si un chaînon manquait dans le rappel à la mémoire des souvenirs passés, les opérations psychiques étaient déficientes, tout comme étaient défectueux les actes moteurs ou sensitifs, programmés par un cortex inhibé. Ainsi, privés de tout ou partie des éléments acquis dans le passé, ces sujets étaient dans l'incapacité d'accomplir une action nécessitant de puiser dans les expériences vécues pour projeter une activité dans le futur. Contraints d'agir dans l'immédiateté, ils réagissaient par réflexe et non par réflexion, souvent à l'encontre de leurs intérêts. Ils présentaient un défaut de synthèse. Privés de façon transitoire et circonscrite des images nécessaires à l'exécution d'un acte, ils l'accomplissaient mais de façon imparfaite. On les taxait de mensonge alors qu'ils avaient oublié le lendemain ce qu'ils avaient fait ou dit la veille.

En 1906, Marcel Proust avait consulté Sollier qui l'avait brièvement hospitalisé dans son établissement de Boulogne-sur-Seine avec un diagnostic d'hystérie. L'auteur de *La Recherche* n'avait pas sympathisé avec son psychiatre et avait pris la poudre d'escampette après six semaines d'isolement. Considérant les hystériques comme des *vigilambules*, on ne peut que se réjouir que Sollier ne soit pas parvenu à réveiller son illustre patient. Il aurait fait perdre à la littérature française un de ses plus beaux fleurons. On est moins surpris de cette absence d'empathie quand on sait que Sollier n'appréciait pas la théorie philosophique de Bergson, parent de Proust, sur la mémoire. Comment l'aurait-il pu, lui le physiologiste persuadé que la mémoire était une propriété de la matière vivante obéissant aux lois physico-chimiques qui régissent l'ensemble des métabolismes de l'organisme[75]. La démarche de Bergson était trop spiritualiste. Néanmoins, Proust allait dans le sens de Sollier quand il distinguait mémoire volontaire et mémoire involontaire et il est probable que les entretiens avec son neurologue ont contribué à la genèse de la somme proustienne. Quant à l'asthme dont souffrait notre illustre auteur, il est vraisemblable que la suppression des tentures et des tapis de sa chambre à coucher, accompagnée d'un changement de la literie, aurait contribué à espacer ses crises, plus qu'une catharsis de style freudien !

L'autoscopie

Sollier décrivait un étrange phénomène cérébral sous le nom d'*autoscopie* : le sujet avait une vision de ses organes internes

[75] On distingue de nos jours deux sortes de mémoires. La mémoire déclarative qui est celle des évènements et des apprentissages. On peut la mesurer consciemment et la manifester de façon déclarative, ce qui suppose qu'elle possède une importante dimension verbale. La mémoire déclarative concerne les connaissances que l'on possède et qu'on peut communiquer aux autres (épisodes de son existence, expériences vécues, notions de culture générale). Les processus cérébraux mis en jeu dans l'établissement de nouveaux souvenirs siègent dans l'hippocampe, et les structures diencéphaliques de la ligne médiane, ainsi que le lobe temporal médian ; en revanche, leur stockage a lieu dans les aires corticales associatives. D'autre part, la mémoire non déclarative, ou procédurale, est celle des perceptions et des processus moteurs, qui s'expriment par des performances plus que par des souvenirs conscients. La mémoire non déclarative concerne les choses que l'on sait et que l'on montre par des actions des savoir-faire moteurs ou autres qui restent inconscients (l'apprentissage, le rappel mnésique par un stimulus identique à celui auquel on a été exposé une première fois ou *amorçage*, le conditionnement). La mémoire procédurale dépend du fonctionnement du cortex prémoteur, des ganglions de la base et du cervelet. Pour ces deux mémoires, il est probable que les réseaux neuronaux mis en jeu comportent un nombre considérable de neurones et de synapses. Parmi les mécanismes moléculaires intervenant dans le processus d'apprentissage, le phénomène de potentialisation à long terme (PLT) connu depuis les années 70, est démonstratif de la plasticité du système nerveux. On a constaté qu'en stimulant les neurones présynaptiques du cerveau du rat avec un train de stimulations électriques à haute fréquence, on modifiait tardivement la réponse des neurones post-synaptiques mais en l'améliorant. Il est vraisemblable que les méthodes de stimulation électrique proposées par Sollier exploitaient sans le savoir ce phénomène métabolique.

qui défilaient devant lui comme des planches anatomiques, et qu'il décrivait de façon souvent pittoresque : les muscles et les tendons étaient comparés à des cordes, l'ovaire figurait un petit sac plein de grains, le vagin était un gros tuyau, les bronches ressemblaient à des branches de corail, les cellules cérébrales avaient la forme de petits cônes. Les malades se représentaient ainsi leurs organes, sièges des phénomènes pathologiques dont ils avaient souffert[76]. Sollier imaginait que l'hystérique, victime d'une inhibition de ses centres régulateurs des fonctions viscérales, présentait lors du retour de la sensibilité de ses organes internes, les mêmes signes que lorsqu'il récupérait la sensibilité et la motricité d'un membre. Bien entendu, ses organes sensoriels ne participaient pas à cette identification : on pouvait visualiser un bras ou une jambe, pas un viscère. Néanmoins, tout comme la récupération de la sensibilité ou de la motricité d'un membre s'accompagnait de réactions sensitives, motrices et psychiques, le retour de la sensibilité et du fonctionnement d'un organe était associé à des symptômes propres à chacun d'entre eux. Le sujet avait alors une prise de conscience inhabituelle de l'existence, de la forme, du fonctionnement de ce viscère, semblable à celle ressentie par l'hystérique qui recouvrait la sensibilité et le mouvement d'une main ou d'un orteil. *Au fur et à mesure que l'activité du centre cortical reparaît, les représentations qui sont liées aux phases successives de ce retour s'effacent les unes les autres, jusqu'à ce qu'enfin le sujet, ayant recouvré le fonctionnement normal de son organe, cesse d'en avoir une représentation isolée, nette, et perd jusqu'au souvenir de ces représentations successives*[77]. Ce phénomène était caractéristique des hystéries les plus sévères. Il démontrait que la conscience n'était absente d'aucune des opérations effectuées par le cerveau et ne coïncidait en aucune façon avec ses plus hauts niveaux d'activité qui normalement masquaient des phénomènes subconscients ou inconscients. *Quand ces niveaux d'activité étaient inférieurs à la normale, alors les phénomènes normalement accompagnés de conscience deviennent subconscients et même inconscients, tandis que ceux qui sont*

[76] Sollier Paul, *Les phénomènes d'autoscopie*, Paris, 1903, 130-131.
[77] Sollier Paul, *Les phénomènes* ..., 167.

normalement subconscients ou inconscients deviennent au contraire conscients[78]. L'aliéniste suisse Paul Dubois développait un raisonnement identique. Il supposait que ces malades étaient victimes d'autosuggestion produite *par des sensations étranges, partant des profondeurs de l'organisme, par une coenesthésie spéciale, pathologique*. Il comparait ces phénomènes aux troubles présentés par les femmes en période menstruelle[79]. Le physiologiste russe Bykov avait repris ces notions de sensibilité viscérale dès les années 30. Il développait une théorie selon laquelle la régulation par le cortex des fonctions viscérales obéissait aux mêmes mécanismes que les réflexes conditionnés étudiés par Pavlov. A côté des récepteurs des organes sensoriels ou extérocepteurs, on commençait à s'intéresser aux intérocepteurs qui produisaient certes des *sensations subjectives confuses,* obscures, mais jouaient un rôle *primordial dans la régulation de l'activité des systèmes cardiovasculaire, respiratoire, digestif et musculaire*[80]. Ces travaux mettaient en évidence la possibilité d'une modification de l'activité corticale, sans participation de la conscience, par des influx dus à l'excitation artificielle des intérocepteurs. En effet, ils démontraient que l'écorce cérébrale pouvait élaborer des liaisons temporaires avec les influx intéroceptifs de l'estomac, de la rate, des reins, de l'intestin, de la vessie, du péricarde et d'autres organes. Les intérocepteurs émettaient sans doute des influx subliminaires qui obligeaient par sommation le cortex à les enregistrer. Leur stimulation, *sans provoquer de sensation consciente, peut produire finalement d'importants changements fonctionnels dans les centres nerveux*. Les chercheurs russes confirmaient ainsi les théories de Sollier qui ne disposait pas, à l'époque, des moyens nécessaires pour découvrir ce qui se passait dans le corps de ses patients. Le psychiatre Modsley avait bien décrit cette interaction entre nos comportements et le fonctionnement de nos organes internes : *Le chagrin qui ne s'épanche pas en larmes fait pleurer d'autres organes*[81]. Delay ne disait pas autre

---

[78] Sollier Paul, *Les phénomènes …*, 169.
[79] Dubois Paul, *Op. cit.*, 197-198.
[80] Bykov C., *L'écorce cérébrale et les organes internes*, Moscou, 1956, 289.
[81] Bykov C., *Op. cit.*, 471-473.

chose quand il écrivait en 1961 : *La plupart des émotions les plus profondes et les plus primitives se passent en dehors de la conscience et sont intraduisibles dans le langage verbal. Elles s'expriment par des modifications somatiques, langage des organes, des viscères et des humeurs, qui sont le véritable langage de l'inconscient biologique dont la réaction d'alarme de l'organisme constitue une modalité*[82].

[82] Delay Jean, *Introduction à la médecine psychosomatique*, Paris, 1962, 105.

2

Le traitement général

L'objectif principal était de *réveiller les fonctions cérébrales enrayées ou ralenties*[83]. Le comportement du médecin excluait toute crédulité. Il supposait une écoute attentive et bienveillante. On montrait au sujet une parfaite connaissance de son état. On le comprenait et rien le concernant n'était étranger au thérapeute. Le traitement ne devait pas s'attaquer à un trouble organique, mais s'adresser à la léthargie qui le provoquait, même et surtout, si le patient le récusait : cela contrecarrait sa tendance à s'obstiner dans son attitude. Il ne fallait jamais utiliser les appareils de contention pour certaines contractures, ne pas les opérer, pas plus que pratiquer l'hystérectomie ou l'ovariectomie. Le malade, dont il fallait gagner la confiance, était le principal auxiliaire du médecin qui lui expliquait son traitement et le justifiait. Moins il y avait d'intermédiaires, mieux cela valait, d'où l'intérêt de l'isolement du malade. Car, la famille, animée des meilleures intentions, avait tendance à céder aux exigences de l'hystérique. La consultation était le plus souvent motivée par l'apparition de manifestations spectaculaires. En réalité on s'apercevait que, parfois, les premiers symptômes remontaient à l'enfance. La *méthode du réveil*[84] permettait quelquefois de le préciser en faisant retourner le sujet dans son propre passé jusqu'à la date de départ des perturbations. Mais, c'était avec la plus grande prudence qu'on

[83] Paul Sollier, *Op. cit.*, 66.
[84] Paul Sollier, *Op. cit.*, 71.

prévoirait une durée au traitement. Celle-ci dépendait fréquemment du début de l'affection. Tout au plus pouvait-on l'estimer à deux mois dans les cas légers, ce laps de temps pouvant atteindre des années lors des atteintes sévères.

Les cas les plus difficiles à guérir se situaient aux deux extrêmes d'une échelle d'intensité. Soit on avait affaire à des sujets installés tranquillement mais obstinément dans leurs troubles et ce depuis l'enfance, l'organisme étant en somme habitué à fonctionner selon ce mode. Soit au contraire, les troubles étaient momentanés et de siège fluctuant. Le premier cas était le plus long à traiter, mais la guérison était plus durable que dans le second, pour lequel la rapidité des bons résultats obtenus était corrélée à leur labilité. Ceci expliquait les succès brillants obtenus en leur temps par la suggestion. Et Sollier de préciser qu'on parlait désormais de persuasion et qu'*on ne doit pas confondre ... la guérison d'un accident, avec la guérison de l'hystérie*[85].

La douleur accompagnait souvent le retour au fonctionnement normal de chaque organe. Il ne fallait surtout pas entraver ce phénomène qui préfigurait une guérison prochaine. Ainsi en était-il des céphalées qui préludaient au retour de la mémoire ou des brûlures gastriques qui accompagnaient le retour de l'appétit chez les anorexiques.

La contingence jouait parfois un rôle déterminant dans la disparition des symptômes hystériques. Ainsi, un événement fortuit, surtout s'il s'agissait d'une forte émotion, allait entraîner la guérison. Certains miracles lors d'un pèlerinage relevaient sans doute de ce mécanisme.

Les médicaments, la chirurgie ...

Les médicaments agissaient sur la douleur et aggravaient le mal en sidérant le système nerveux, ou bien entraînaient accoutumance et assuétude. Sollier énumérait les principes actifs à sa disposition : bromures[86], valérianates[87], trional et

---

[85] Paul Sollier, *Op. cit.,* 73.

[86] On utilisait les bromures de calcium, de potassium ou de sodium pour leurs propriétés sédatives et calmantes sur les organes génitaux.

[87] Le valérianate d'atropine était prescrit en granules ou en potion dans l'hystérie, l'épilepsie, la chorée.

sulfonal[88], véronal[89], chloral, chloroforme, éther, cocaïne et les morphiniques (opium, morphine, héroïne et *Pantopon*[90]). Leur emploi était une faute, car cela finissait par faire de l'hystérique un toxicomane. C'était également un non-sens car cela aggravait l'état d'inhibition inhérent à l'hystérie. Toutes ces drogues accentuaient le *vigilambulisme* consécutif au sommeil cérébral. Parmi les excitants, il n'y avait guère que la strychnine[91] qui eût été essayée mais rien ne permettait de dire qu'elle fût efficace. Du moins sa prescription était-elle cohérente avec la théorie pathogénique de l'inhibition ... On avait également proposé des toniques comme le fer en cas de chlorose associée et, plus généralement, l'arsenic pour ses vertus reconstituantes, l'arséniate de fer ayant été le gold standard de ces toniques pendant des décennies. Sollier les jugeait de peu d'intérêt.

La chirurgie était rejetée sans ambages non seulement à cause des mutilations auxquelles correspondaient ces hystérectomies ou ces ovariectomies désormais abandonnées, mais aussi les petites interventions comme la destruction d'adhérences postopératoires. En effet, elles encourageaient le malade à multiplier les occasions d'opérations superflues. Quant aux appareils prothétiques pour corriger on ne sait quelle attitude vicieuse d'un membre, elles étaient également proscrites, les ténotomies et autres actes invasifs sur muscles ou articulation a fortiori.

L'isolement

C'était la pièce maîtresse du traitement. Il agissait sur la physiologie, la psychologie et le moral du malade. Ce n'était en aucune façon un enfermement mais une immersion dans un milieu différent de l'environnement familial et sous la houlette d'un médecin traitant compétent. En 1900, à la suggestion de

[88] Le trional et le sulfonal appartenaient au groupe chimique des disulfones, avec le tetronal. Ces substances, indiquées essentiellement dans le traitement des insomnies, étaient hautement toxiques à forte dose.

[89] Le Veronal ou barbital ou malonal, diéthylmalonylurée, était un barbiturique utilisé comme hypnotique et antispasmodique. Il était plus actif que le chloral ou le sulfonal.

[90] Le *Pantopon* était constitué de l'ensemble des alcaloïdes de l'opium à l'état de chlohydrates. Il renfermait 52% de morphine, 20% de narcotine (noscapine), 2% de codéine, 2,5% de papavérine et 9% d'acide chlorhydrique.

[91] Voir note page 10.

leur maître Dejerine, Camus et Pagniez avaient consacré un ouvrage très documenté sur ce moyen thérapeutique permettant la mise en *œuvre du traitement moral du sujet, c'est-à-dire la psychothérapie*[92]. L'idée n'était pas nouvelle. Elle avait déjà été préconisée par Wier, au XVIème siècle pour traiter les crises d'hystérie collective dans les communautés religieuses. Au XIXème, Esquirol l'avait défini comme consistant *à soustraire l'aliéné à toutes ses habitudes, en l'éloignant des lieux qu'il habite, en le séparant de sa famille, de ses amis, de ses serviteurs ; en l'entourant d'étrangers ; en changeant toute sa manière de vivre*. Il l'avait également consacré en affirmant que *l'isolement a pour but de modifier la direction vicieuse de l'intelligence et des affections des aliénés ; c'est le moyen le plus énergique et ordinairement le plus utile pour combattre les maladies mentales*[93]. Les neurologues du début du XXème siècle remettaient donc en scène une très vieille idée anachorétique qui voulait que la paix de l'âme ne soit accessible que dans la solitude. En 1885, Charcot proclamait son attachement depuis plus de quinze ans à l'isolement dans le traitement de l'hystérie[94]. Déjerine en fera autant dans son service de la Salpêtrière dès 1895[95].

L'action de l'isolement correspondait à un choc qui visait à sortir le sujet de son apathie en le confrontant à un environnement totalement inconnu. Jusque-là, dans son milieu familial, il s'était laissé envahir par un engourdissement restreignant son champ d'activité. Il avait dissimulé à sa parentèle la perte de certaines facultés. Il s'était menti à lui-même sur son véritable état. Le bouleversement sensitif provoqué par l'isolement allait le contraindre à s'adapter à un nouveau mode de vie et à modifier volontairement ses habitudes.

Mais l'isolement possédait aussi une action psychologique. Il était indispensable que le plongeon du malade dans sa nouvelle vie fût brutal et non progressif comme le demandait

---

[92] Camus J., Pagniez Ph., *Isolement et psychothérapie. Traitement de l'hystérie et de la neurasthénie. Pratique de la rééducation morale et physique*, Paris, 1904, VI.

[93] Esquirol E., *Des maladies mentales considérées sous les rapports médical, hygiénique et médico-légal*, Paris, 1838, **2**, 313.

[94] Charcot J.-M., *Leçons sur les maladies du système nerveux*, Paris, 1887, **3**, 238.

[95] Camus J., Pagniez Ph., *Op. cit.*, 22.

souvent la famille. L'effet de surprise était déterminant. L'ignorance de son futur excitait sa curiosité. Ses organes sensoriels étaient stimulés. Il acceptait d'autant plus facilement de collaborer avec le praticien désireux de l'aider que celui-ci était le seul recours.

L'action morale de l'isolement résidait essentiellement dans la disparition de toutes ces attentions prodiguées par l'entourage, dont le but compréhensible mais nocif, était de satisfaire voir de devancer les caprices ou les fantaisies de l'hystérique. Sa règle de vie qui consistait jusqu'alors à s'abandonner à ses automatismes et à son atonie, faisait place à l'obligation d'exécuter les actes auxquels il avait renoncé jusqu'ici. Il comprenait également que sa famille, qui l'avait laissé partir, n'était plus dupe de ses stratagèmes. Privé de ceux ou de celles dont il avait fait de dociles esclaves, le sujet réalisait qu'il ne pouvait plus attendrir ou intimider quiconque. En somme, l'isolement n'était concevable que total et sans transition. Sa durée n'était déterminée que par l'évolution de la maladie et non par les exigences des parents. Le médecin devait faire preuve de la plus grande circonspection avant d'admettre la guérison et manifester une grande patience. En l'occurrence, son pire ennemi c'était la famille ... *S'il parle avec autorité, s'il réclame avec un peu de sévérité l'exécution de ses ordres, on le trouve dur ... S'il se montre trop bienveillant, trop doux, on lui reproche son manque d'énergie, d'autorité*[96]. Pour être valable, l'isolement devait avoir lieu dans un établissement ne recevant que ce type de malades à l'exclusion des opérés, des demi-fous ou des aliénés. La surveillance permanente devait être assurée par un médecin compétent épaulé par *un personnel habitué et clairvoyant pour les hystériques*[97].

Quand le praticien s'adressait à l'hystérique, il devait répondre à ses arguments sans affectation, en employant le langage de la vérité, sans jouer les faiseurs de miracles. En lui expliquant la nature de ses troubles, il les authentifiait et gagnait sa confiance. Peu à peu revenaient les sensations et les sentiments ressentis autrefois. On pouvait envisager de rétablir un contact avec l'extérieur sous forme de lettres à la famille,

[96] Paul Sollier, *Op. cit.,* 85.

[97] Paul Sollier, *Op. cit.*,97.

celle-ci devant répondre brièvement sans effusions superflues. Puis venaient les visites pour lesquelles il valait mieux choisir des gens calmes sans exubérance. Progressivement, on lui facilitait le retour dans sa famille, parmi ses amis, en lui faisant accomplir des gestes coutumiers, des démarches et des courses dans la vie normale. Ensuite, il retournait dans son milieu et réintégrait ses anciennes habitudes.

Tout en reconnaissant l'importance de l'isolement, Sollier se distinguait de Charcot en refusant d'en faire la panacée du traitement de l'hystérie. Il le réservait aux cas tenaces, anciens et dont l'environnement était responsable. En l'occurrence, il était crucial *de provoquer une diversion profonde chez le malade*[98].

Excitations fonctionnelles

Le repos au lit favorisait le retour à la normale des fonctions cérébrales engourdies en épargnant au malade des occupations futiles, en faisant disparaître les causes d'épuisement physique ou moral, en améliorant la calorification.

L'alimentation devait être normale et les pesées régulières. Sollier avait montré une corrélation entre le chimisme gastrique et la sensibilité gastrique. Chez les hystériques, le chimisme étant moins actif quand la sensibilité était abolie[99].

Les agents physiques occupaient une place importante dans le traitement. Loin d'associer l'isolement à la privation des stimuli lumineux et sonores, Sollier usait des excitations de moyenne intensité, de la lumière, de l'air, dans un cadre champêtre serein au climat tempéré.

Déjà Charcot et Gilles de la Tourette avaient fait de la récupération de la sensibilité la pierre de touche de la guérison des hystériques. Sollier y voyait la confirmation de sa théorie de *l'inhibition des centres corticaux*[100]. On l'obtenait alors par la mécanothérapie, la rééducation motrice, les massages, l'hydrothérapie, l'électricité, la métallothérapie, les aimants et le transfert. Dès 1892, il avait posé les jalons de sa future méthode thérapeutique de l'hystérie. Il avait guéri une malade

---

[98] Paul Sollier, *Op. cit.*, 104.
[99] Paul Sollier, *Op. Cit.*, 112.
[100] Paul Sollier, *Op. Cit.*, 115.

paralysée en la soumettant à des exercices passifs de simulation de la marche. Pour réveiller *les images motrices*[101] et pour renforcer chez le sujet cette reconstruction de la conscience de sa motricité volontaire, il attirait son regard sur les mouvements effectués et sur ceux, identiques, exécutés par des personnes de son entourage. Il entendait par mécanothérapie, une gymnastique forcée qui obtenait la récupération initiale de la sensibilité articulaire. Elle permettait au sujet d'intégrer sans les voir la totalité de ses mouvements et d'en prendre conscience quand on s'opposait à leur exécution et qu'il devait lutter contre cette résistance pour la vaincre. Il fallait procéder méthodiquement et appliquer aux articulations des mouvements de flexion, extension, torsion. L'opposition passive ou active devait porter sur les mouvements de flexion, extension, rotation, adduction et abduction.

Cette kinésithérapie, il l'appliquait à la respiration avec des mouvements d'inspiration forcée. Il considérait avoir rétabli cette fonction quand le sujet ne ressentait plus d'irritation quand il respirait à fond et quand il pouvait bailler à nouveau, *ce dont il était auparavant incapable*[102]. Il stimulait aussi les fonctions digestives. Il pensait que la sensibilité superficielle correspondait à celle des organes profonds. Il comprimait la paroi abdominale de ses patients et leur demandait de résister à cette pression. Ensuite, ils pratiquaient d'eux-mêmes cet exercice, dilatant le thorax et contractant les muscles abdominaux alternativement, stimulant ainsi les viscères. La réapparition du bâillement signait la guérison.

Les exercices généraux comportaient essentiellement des mouvements d'étirement, le sujet en décubitus dorsal s'arc-boutait et cambrait les reins. Ils provoquaient une sensation de détente et de souplesse. Les mouvements de la tête, purement moteurs au début, s'accompagnaient bientôt de phénomènes psychologiques de récupération de la mémoire. La mécanothérapie permettait de ne pas endormir le sujet ni de le suggestionner. Les mouvements forcés, les étirements reposaient sur des mécanismes physiologiques et contribuaient à rétablir la sensibilité.

---

[101] Paul Sollier, *Les troubles de la mémoire*, Paris, 1892, 205.

[102] Paul Sollier, *Op. Cit.*, 120.

La rééducation motrice préconisée par Charcot et les massages étaient de peu d'intérêt pour Sollier qui considérait la première difficile à mettre en pratique et les seconds générateurs de contractures. L'hydrothérapie par douche froide en jet brisé sur le rachis dorsal était abandonnée dès la fin du XIXème siècle. Sollier estimait qu'elle aggravait l'anesthésie ce qui allait à l'encontre de ses objectifs. Il lui substituait un jet très divisé à une température maxima de 12° en été, de 18° en hiver, la température ambiante présentant un écart de 10° avec celle de la douche. Les indications étaient néanmoins limitées. Le froid aggravait parfois les troubles vasomoteurs cutanés, ce qui pouvait être éventuellement corrigé par une douche à 40°, pratiquée d'emblée ou succédant à la douche froide. Cette thérapeutique n'améliorait pas les grands *vigilambules*. Parfois même elle aggravait leurs symptômes.

Les applications de l'électricité avaient connu un développement considérable à la suite des travaux de Duchenne de Boulogne qui avait compris que les troubles nerveux des hystériques dépendaient uniquement du dysfonctionnement des centres nerveux. Il écrivait : *C'est sans doute en allant exciter les centres nerveux par une sorte d'action réflexe que la faradisation*[103] *cutanée rappelle les mouvements dans les paralysies hystériques*. Mais cette efficacité était limitée et Sollier ne lui reconnaissait d'activité que dans l'aphonie. Le bain hydro électrique n'était pas plus efficace que les courants galvaniques. Quant à l'électricité statique, son action relevait de l'imaginaire *sur des esprits peu cultivés*[104].

Il éprouvait la même circonspection vis-à-vis de la métallothérapie, des aimants et des transferts. A propos des travaux de Babinski sur le transfert des troubles sensitifs ou moteurs d'un malade à un autre à l'aide d'un aimant interposé, on perçoit son scepticisme malgré toute l'estime qu'il portait à leur auteur.

Les excitations sensorielles étaient primordiales et Sollier insistait toujours sur cet objectif prioritaire. Il stimulait la sensibilité afin de réveiller les fonctions amoindries ou

---

[103] Utilisation du courant faradique (alternatif asymétrique), obtenu au secondaire d'une bobine d'induction, dans l'électrisation des muscles.

[104] Paul Sollier, *Op. Cit.*, 132.

annihilées, ce qui permettait de lever l'inhibition des centres corticaux. Il insistait sur l'existence des symptômes frustes objectivement manifestés par ces sujets, traduction d'un trouble central plus ou moins sévère. Il soulignait la similitude des descriptions subjectives que tous les hystériques donnaient de leurs troubles, l'adéquation de leurs récits accréditant la vraisemblance et la réalité d'un même substrat fonctionnel. Il s'appliquait à exciter la sensibilité générale et viscérale mais aussi celle des différents organes sensoriels comme le goût, l'odorat, la vision et l'ouie. Les substances sapides ou parfumées pouvaient être utilisées, en focalisant l'attention sur ces stimuli à l'exclusion de tous les autres sens. Ici, les résultats n'étaient pas à la hauteur des espérances. En revanche, les troubles de la vision étaient plus accessibles à une correction. Les rétrécissements du champ visuel, notamment, étaient corrigés en faisant prendre conscience au sujet de son trouble par la vision monoculaire, en commençant par le côté le moins atteint. Pour les dyschromatopsies[105], les stimuli lumineux se faisaient par des verres colorés qu'on plaçait alternativement devant chaque œil dans l'ordre de réapparition prouvé expérimentalement : *rouge, vert, jaune ou bleu (et réciproquement), orangé, violet*[106]. Charcot et Parinaud avaient déjà signalé ces anomalies de perception des couleurs, mais ils insistaient sur la persistance en dernier lieu du jaune et du bleu, le violet puis le vert et le rouge ayant au préalable successivement disparu[107]. Sollier avait remarqué que la réduction concentrique du champ visuel et celle de la perception des couleurs se manifestaient en sens inverse. Il soulignait un fait très important : les couleurs élémentaires étaient les plus aptes à stimuler le centre visuel et correspondaient à celles distinguées les premières par l'enfant et les plus fortement ancrées dans la mémoire. Les couleurs plus complexes, acquises progressivement par l'éducation de la vision, ne possédant pas ce pouvoir de forte reviviscence, et réapparaissaient plus lentement. Serait-il possible que les acquis des apprentissages, insuffisamment intégrés dans les structures cérébrales

[105] Trouble de la perception des couleurs.
[106] Paul Sollier, *Op. Cit.,* 136.
[107] Charcot J.M., *O.C.*, Paris, 1890, **3**, 84-85.

auxquelles ils étaient destinés, devinssent labiles, favorisant cette inhibition sensitive et sensorielle si importante pour Sollier. Ces déficiences ou ces carences éducatives exposaient aux aléas d'un environnement défavorable, voire carrément hostile. Un tel concours de circonstances facilitait alors l'installation de mécanismes inhibiteurs corticaux.

Dans le cas précis du centre visuel, Sollier comparait les manifestations cliniques consécutives à des lésions organiques du tiers postérieur de la capsule interne, telle une hémi-anesthésie, un rétrécissement concentrique et bilatéral du champ visuel, une dyschromatopsie, aux symptômes identiques observés dans l'hystérie[108]. Quant aux troubles de l'audition, Sollier avait remarqué qu'ils étaient plus objectifs que subjectifs, les hystériques entendant bien la parole mais présentant à l'examen un déficit auditif ! Il fallait produire à l'aide de séries de diapasons ou de clochettes, des sons de plus en plus intenses puis de plus en plus faibles pour que le sujet finisse par percevoir peu à peu des sons de niveau de plus en plus bas.

Traitement psychologique

Selon Janet, les maisons de santé des hystériques devaient être des maisons d'éducation. Sollier partageait ce point de vue mais de façon moins exclusive. Il était convaincu de la nécessité d'associer traitement moral et thérapeutique physiologique. Il insistait sur la double nécessité de stimuler à la fois l'attention spontanée et volontaire.

L'attention spontanée était éveillée par des occupations variées au fil de la journée, des lectures, des jeux, des ouvrages de dames, meublant les intervalles de temps laissés libres entre les repas. Les soins du corps, les douches ou la gymnastique complétaient ce dispositif. Les visites du médecin devaient être journalières, mais à des heures différentes. Il devait adopter une attitude nettement paternaliste. Elle reflétait une manière de penser et d'agir bien éloignées de notre démarche contemporaine. Jugez-en : *Aussi le ton doctrinal convient-il peu avec ces sujets ; il faut être paternel, familier même quelquefois*

[108] Paul Sollier, *Genèse et nature* ..., 1, 246-247.

dans sa manière de parler ; il faut qu'il sente que vous écoutez par condescendance leurs théories et leurs explications, mais que votre opinion est faite, que vous les avez jugés au fond et non sur les apparences. Il est bon de toujours les regarder dans les yeux quand ils vous parlent ou que vous leur posez une question. Un peu d'ironie pour leur montrer leurs contradictions convient dans certains cas où on a affaire à des sujets intelligents ; ils comprennent de suite que vous êtes plus fort qu'eux, et ils ne cherchent pas longtemps à vous en faire accroire. En somme, dans sa façon d'être, le médecin doit toujours se comporter de façon à faire sentir sa supériorité et sa volonté ferme et raisonnée[109].

L'attention volontaire devait porter avant tout sur les fonctions sensitives et motrices. Par exemple, Sollier demandait à ses malades de fixer leur attention sur un membre paralysé puis de l'imaginer, les yeux fermés, comparativement à l'autre puis de tenter de le mobiliser. Au moindre signe de progrès, il fallait les encourager et leur faire partager la satisfaction ressentie par le médecin devant les progrès de son patient, avec sincérité et conviction. Il se produisait un *feed back* entre les stimulations mécaniques et les stimulations psychologiques. Au fur et à mesure qu'il effectuait ses mouvements de gymnastique, le sujet prenait conscience de leur représentation, un peu comme s'il réinvestissait son cerveau à travers son corps, puis effectuait le mouvement inverse, cette meilleure conscience de la maîtrise de ses centres moteurs améliorant sa capacité à se mouvoir et à percevoir. La représentation de ces fonctions perdues ou atténuées était tributaire d'images sensorielles ou verbales de ces figurations abolies qu'il fallait éveiller. Le médecin pouvait les évoquer au cours d'entretiens, mais cela exigeait de sa part une grande compétence et, venant du malade, de l'intelligence et de la bonne volonté[110].

Sollier avait parfaitement compris l'intérêt de la *psycho-analyse* de Freud comme méthode d'étude de l'inconscient. Il en avait décelé les faiblesses. Il avait immédiatement dénoncé la

---

[109] Paul Sollier, *Op. Cit.,* 143.

[110] L'IRM fonctionnelle (voir note 249) a montré, notamment en ce qui concerne la vision, que l'identification d'une image ou sa représentation imaginaire par un même sujet stimule une zone du cortex identique dans les deux cas.

part trop exclusive donnée à la sexualité dans l'origine du trauma initiateur, la plupart du temps dans l'enfance, du refoulement et le côté ridicule des commentaires symboliques émis par Freud à propos du contenu des rêves. Il dénonçait le parti pris d'interprétation érotique attribué à tous les symptômes manifestés par les hystériques, souvent de toutes jeunes femmes, qui supposait chez elles des expériences sexuelles apprises au boxon plutôt qu'au couvent des oiseaux. On voit très bien comment l'auteur du *Traumendeutung* s'emprisonnait lui-même dans son système et devait se livrer à des acrobaties sémantiques pour faire coller son système à la réalité quand il affirmait : *La psychonévrose repose sur un conflit entre les pulsions du moi et les pulsions sexuelles*, ce qui laissait peu de place à toute autre interprétation[111]. Sollier estimait que c'était l'imagination du médecin qui se déployait dans cette explication extravagante ou choquante des songes des hystériques qui en eux-mêmes reflétaient des *données contradictoires, déformées, tantôt conformes à la réalité, tantôt en opposition avec elle*[112].

[111] Freud S., *Au-delà du principe de plaisir*, Paris, 2010, 129.
[112] Paul Sollier, *Op. Cit.*, 148.

3

Le traitement moral

Sollier décrivait l'étrange parcours qu'effectuaient ses hystériques sous l'action du traitement. Au fur et à mesure que la sensibilité réapparaissait, que l'activité cérébrale se rétablissait, la personnalité du sujet se métamorphosait. A une période de régression[113] qui les ramenait au début de leur névrose et les faisait passer par tous les stades déjà vécus de leur parcours onirique, succédait une phase plus lente qui les reconduisait au temps présent. Mais ce retour au réel devait être accompagné par le médecin car c'était un peu une nouvelle naissance pour ces patients. *Endormi enfant ou adolescent, le malade s'est réveillé adulte. Il est surpris de ce qu'il pense, ressent, désire*[114]. Le médecin était là pour le guider sans l'influencer ni le contraindre. Il saisissait l'opportunité de ses entretiens avec lui pour recueillir ses confidences, ses scrupules, ses hésitations, pour aplanir les difficultés qui surgiraient lors du retour dans la vie familiale et sociale. Il fallait être à la fois ferme, patient, et jouer un rôle de directeur de conscience. *Tâche ardue et délicate qu'il ne faut entreprendre qu'armé de prudence et d'expérience*[115].

---

[113] Freud avait lu l'ouvrage de Sollier intitulé *Le problème de la mémoire*. Sur son exemplaire, Freud avait souligné les mots régression et involution, conséquences de la sénescence.

[114] Paul Sollier, *Op. Cit.*, 151.

[115] Paul Sollier, *Op. Cit.*, 159.

La suggestion

La suggestibilité était l'une des spécificité de l'hystérie, mais pas la seule affirmait Sollier. Il ajoutait que cette particularité avait encouragé les médecins à ranger la suggestion au premier rang de leur arsenal thérapeutique. Or c'était la pire méthode car, loin de reconstruire leur personnalité affaiblie, elle en accentuait la désagrégation. Que la suggestion fût directe, consistant à donner au sujet des ordres à exécuter, ou indirecte ce qui revenait à le conseiller sans en avoir l'air, elle pouvait s'appliquer à l'état de veille ou sous hypnose.

La suggestion directe présentait des inconvénients et des dangers dont le moindre n'était pas d'accentuer la suggestibilité et d'aggraver l'hystérie. En effet, elle s'adressait à des symptômes apparents et ignorait ceux qui étaient masqués. Elle se substituait souvent à celui qu'on avait fait disparaître. Elle asservissait celui qui accomplissait tous ses actes sous influence et lui faisait perdre l'habitude de réfléchir par lui-même. Sollier insistait sur ce dernier point quand il concernait la psyché et l'affectivité car, dans cette situation, le conflit intime ne concernait plus seulement la sensibilité ou la motricité mais l'idéation consciente et inconsciente. Dans la mesure où la psychanalyse était une autosuggestion, on pouvait craindre qu'elle ne partageât les mêmes inconvénients que la suggestion[116].

La suggestion indirecte s'adressait au subconscient. Le médecin qui la pratiquait devait être à la fois habile et honnête. Le malade lui serait reconnaissant de dire la vérité et bénéficierait de la confrontation de ses paroles avec les témoignages d'autres malades déjà *passés par là*. C'était un peu une thérapie par l'exemple ou comme le disait Sollier, une *suggestion socratique*.

La persuasion

Elle était proche de la suggestion indirecte. Elle exigeait une entière confiance du sujet en son médecin ; elle n'était pas non plus une solution miracle …

---

[116] Paul Sollier, *Op. Cit.,* 162.

L'hypnotisme

Il était consubstantiel à l'hystérie. L'obtenir chez les grands hystériques était facile. Sinon, il fallait appliquer la main sur le front ou le pouce entre les deux yeux. La méthode qui consistait à leur faire fixer un point brillant exposait à les voir s'endormir à tout bout de champ devant la moindre source de lumière ou même à s'endormir eux-mêmes par jeu. En cohérence avec sa théorie du *vigilambulisme*, Sollier contre-indiquait l'hypnotisme dans l'hystérie à son début, peu implantée, au risque de l'aggraver. Il partageait cette réticence avec Paul Dubois qui répugnait à appliquer cette *vivisection morale* à ses patients[117]. En revanche, il était légitime d'utiliser cette technique d'endormissement sur un cerveau déjà inhibé que la moindre manœuvre endormait sur-le-champ, à condition de s'assurer de la complétude du réveil. Sinon, de séances en séances, de réveils partiels en réveils partiels, le malade s'enfonçait dans ses troubles somatiques, le plus souvent à type d'anesthésies permanentes. Le risque d'addiction, comme nous dirions aujourd'hui, était réel. Les malades *en redemandaient*, vraisemblablement séduits par le sommeil apaisant procuré par l'hypnotisme. Janet avait remarqué ce phénomène ainsi que l'attachement entre l'hypnotiseur et l'hypnotisé. Sollier expliquait ce processus par le lien créé entre le patient et son médecin, ce dernier étant une sorte de démiurge qui l'aidait à se reconstruire, selon le jargon des psychologues contemporains. Les médecins hypnotiseurs de cette époque partageaient le même avis sur la nécessité de ne jamais hypnotiser sans le consentement du sujet, ce qui était évident sauf chez les grands hystériques hypnotisables aisément. On recommandait de le pratiquer en présence de témoins, exigence plus difficile à satisfaire devant les réticences bien compréhensibles du sujet, le secret médical risquant d'être trahi ou des secrets de famille dévoilés. Le malade était clairement informé du déroulement de la séance et de ses objectifs. On devait *fixer son attention sur les points du corps qui ne fonctionnent pas, et … lui éviter la fatigue et la douleur que lui causeraient le retour à l'état de veille, de la sensibilité disparue et de la fonction perdue*[118].

---

[117] Dubois Paul, *Les psychonévroses et leur traitement moral*, Paris, 1909, 211.
[118] Paul Sollier, *Op. Cit.*, 175.

Sollier considérait l'hypnotisme comme un auxiliaire de guérison permettant l'emploi de la suggestion[119] ou facilitant l'éveil des centres corticaux et rien de plus. Il admettait néanmoins son effet curatif dans le cas précis où, sans recourir à la suggestion, on prolongeait le sommeil plusieurs jours. Encore jugeait-il son expérience personnelle peu probante dans les rares cas où il l'avait appliquée à ses propres patients.

A propos de l'idée fixe, chère à Charcot, et reprise par Pierre Janet, Sollier soulignait la pertinence des propos du psychologue de la Salpêtrière quand il disait que la suggestion n'était efficace que pour gommer un symptôme, pas pour l'effacer, car il allait réapparaître sous forme d'un avatar inattendu, tout simplement parce c'était un procédé *qui ne remonte pas suffisamment à la cause des accidents*[120]. Cette *idée fixe primaire,* il fallait la détruire et pour cela la repérer au préalable par l'écriture automatique ou le somnambulisme. Or elle était occultée dans le subconscient du sujet. Certes Freud proposait bien la *psycho-analyse* pour la faire exprimer par le malade, mais cela ne suffisait pas car les idées fixes étaient un amalgame d'images sensorielles, de tendances motrices et surtout de mots : *Ce sont les mots qui incarnent en quelque sorte l'idée fixe et qui servent souvent à exprimer tout le reste*[121]. Il ajoutait qu'elles étaient envahissantes tout simplement parce que toutes les autres idées étant plus ou moins obnubilées, elles occupaient la place laissée libre[122]. Il contestait qu'il fallût s'y attaquer, la découverte de l'une amenant celle d'une autre, à l'instar de ces poupées russes qui s'emboîtaient l'une dans l'autre. Selon lui, il fallait stimuler la sensibilité cérébrale. Son éveil ramenait le sujet, par paliers de régression successifs, jusqu'aux circonstances initiales dont la révélation effaçait d'un coup tous les évènements survenus depuis cet accident primitif. Il se réveillait donc en s'imaginant revenu à l'époque de son existence contemporaine de l'événement causal. Cette méthode n'était pas psychologiquement invasive.

---

[119] Braid avait déjà remarqué vers 1843 que la volonté et le jugement du sujet hypnotisé étaient sous la dépendance de l'expérimentateur. Barth Henri, *Du sommeil non naturel, ses diverses formes*, Paris, 1886, 88.

[120] Paul Sollier, *Op. Cit.,* 177.

[121] Paul Sollier, *Op. Cit.,* 177.

[122] Paul Sollier, *Genèse et nature …*, **2**, 43.

Elle ne démontait pas les rouages de la psyché des névrotiques. *Elle se contentait de réveiller la sensibilité cérébrale … pour voir se dérouler tous les souvenirs, toutes les idées, toutes les émotions, tous les états physiques et moraux de la vie du sujet depuis le moment actuel jusqu'au début de sa maladie puis dans l'ordre inverse*[123]. La supériorité de cette démarche paraissait évidente car elle échappait aux incertitudes de l'analyse psychologique. Celle-ci, sujette aux oublis, aux omissions exposait le malade à la labilité des suggestions imposées pour chasser l'idée fixe. Expulsée par la porte, elle pouvait revenir par la fenêtre. Plus grave, faisait remarquer Sollier, quand cette expulsion se révélait inopérante, Janet recourait à la méthode de substitution. Il s'agissait de provoquer des hallucinations destinées à se substituer aux éléments obsédants. Autrement dit on déguisait une idée fixe désagréable en une image anodine ou séduisante mais fallacieuse. Alors que le but du thérapeute devait tendre à une *restitutio ad integrum,* Freud et Janet, en somme, réécrivaient sur un parchemin dont ils avaient effacé l'ancien texte. Ils fabriquaient un palimpseste. Sollier remplaçait l'ancien parchemin par un tout neuf. Il ajoutait que Janet abandonnait de plus en plus cette démarche thérapeutique *quoiqu'il ne fasse pas mention de mes recherches sur ce sujet …*

Réveil cérébral

Il s'adressait directement au trouble fondamental de l'hystérie, cet engourdissement, ce *sommeil spécial* cérébral qui constituait la clef de voûte de la théorie *solliéraine.* Elle était réservée aux cas graves, anciens, invétérés. L'hypnose obtenue, deux voies thérapeutiques s'ouvraient au médecin : *soit le réveil simple ou progressif, soit la restauration partielle de la sensibilité suivie du réveil cérébral proprement dit.* Le réveil simple consistait à enjoindre au patient de s'éveiller, ce qui provoquait chez lui un sursaut comme celui du dormeur qu'on tire du lit puis une amélioration de sa vigilance et parfois de la sensibilité. C'était un début qu'il fallait confirmer en ordonnant : *Réveillez-vous complètement de la tête aux pieds !*

---

[123] Paul Sollier, *Op. Cit.,* 179.

Le sujet s'étirait, sortait de son *vigilambulisme*, ébauchait un début d'attaque, mais se trouvait dans un état d'hypnose spontanée dont il ne pouvait s'extraire par lui-même. Alors on lui ordonnait à nouveau de se réveiller et l'on constatait le retour de la sensibilité et la disparition des autres symptômes. La guérison pouvait être obtenue, dans *un nombre très restreint de cas*[124], après plusieurs séances de cette nature. L'autre alternative, le réveil par restauration partielle de la sensibilité, était l'ultime arme thérapeutique quand avaient échoué la mécanothérapie ou le réveil simple. Le malade présentait alors un tableau quasi complet de l'affection : anesthésies, contractures, troubles sensoriels, manifestations vasomotrices etc ... Dès lors le *vigilambulisme* était total et il suffisait de fermer les yeux du sujet pour l'hypnotiser. On l'installait sur un lit adapté aux réactions qui ne manqueraient pas de survenir quand on lui aurait demandé de bouger tel ou tel segment de membre. Le médecin n'intervenait que pour le stimuler sans aucune indication précise sur les mouvements à exécuter. Il s'interdisait toute suggestion. Les progrès étaient lents et il fallait plusieurs séances pour qu'ils soient durables. L'apparition des douleurs était un signe de retour de la sensibilité. Souvent les malades s'agitaient comme pour *se débarrasser de quelque chose qui les étouffe, les oppresse, les entrave*[125]. L'idée fixe se dissipait avec le retour de la sensibilité. Celle de la tête était importante car, selon Sollier : *En même temps que les sensibilités musculaires, cutanées, sensorielles et viscérales reparaissent, on voit en effet toutes les régions du crâne superposées aux régions motrices, sensitivo-sensorielles et viscérales de l'écorce, recouvrer leur sensibilité.* Seule la région frontale restait plus ou moins anesthésiée. Si l'on disait au sujet de se réveiller totalement, il secouait la tête, se plaignait de céphalées, éprouvait le sentiment de perdre la raison. Si on l'interrogeait sur la date du jour, il en donnait une antérieure à la date réelle. Si on lui intimait l'ordre de s'éveiller à nouveau, il indiquait une date encore plus ancienne et cela jusqu'à remonter dans son passé, décrivant les évènements qui l'avaient émaillé. Sollier parlait de *régression de la*

[124] Paul Sollier, *Op. Cit.*, 183.
[125] Paul Sollier, *Op. Cit.*, 189.

personnalité. Il soulignait le fait que le sujet revivait les émotions éprouvées à l'époque où s'étaient déroulés des épisodes révolus, dont certains remontaient à son enfance. Puis, quand la régression arrivait à son terme, quand était atteinte l'époque du véritable début de l'hystérie, alors, sur l'injonction de se réveiller, le patient revivait toutes les phases de son existence mais cette fois dans l'ordre descendant. C'était la phase de *progression*. Non seulement le sujet récupérait ses fonctions sensorielles et motrices, mais il reprenait conscience de l'existence de ses viscères. Il bâillait, il avait faim. Surtout, il recouvrait le sommeil, événement fondamental signant la disparition du sommeil pathologique, stigmate essentiel de l'hystérie.

L'ensemble des procédés auxquels se soumettaient les malades était désigné par eux comme le *travail*. Il englobait *hypnose préalable, restauration partielle de la sensibilité, réveil cérébral enfin avec régression puis progression de la personnalité, le tout accompagné de réactions spéciales, localisées ou générales, caractéristiques*[126]. Toute cette démarche correspondait à une véritable rééducation qu'il pouvait poursuivre de retour chez lui.

Prophylaxie

Sollier n'y croyait pas beaucoup. Il admettait l'existence de signes prémonitoires comme les céphalées accompagnées d'hyperesthésie du scalp, l'anorexie, l'insomnie, la fatigabilité physique et intellectuelle, les troubles de l'humeur, le manque de concentration et de mémoire. Mais souvent la famille n'y voyait que des anomalies passagères liées aux problèmes de croissance habituels chez l'enfant. Or, c'était à ce stade qu'il aurait fallu agir. La meilleure prévention était de sortir l'enfant de son milieu familial car la sensiblerie des parents ne faisait qu'enraciner l'hystérique dans ses accidents neurologiques. Contrairement à beaucoup d'autres auteurs, il pensait que le mariage, loin d'améliorer l'hystérie, l'aggravait. Il n'était envisageable qu'une fois la guérison acquise. La grossesse en

---

[126] Paul Sollier, *Op. Cit.*, 198.

revanche était favorable car elle stimulait les fonctions cérébrales anesthésiées.

4

Traitement spécial de l'hystérie

Sollier envisageait le traitement spécial de l'hystérie selon trois modalités : la thérapeutique des troubles généraux physiques et psychiques non localisables, celle des troubles généraux moteurs, sensitifs, vasomoteurs et trophiques localisables, mais hors de leurs localisations, et enfin celle des troubles localisés justifiant des procédés spécifiques liés à cette localisation.

Les troubles généraux non localisables

Parmi les troubles physiques, on comptait la grande attaque. On la traitait par l'indifférence après avoir éloigné l'entourage impressionnable. Sans entraver les mouvements convulsifs, on prenait des précautions pour que le malade ne se blessât pas, n'agressât personne et ne brisât rien autour de lui. On pouvait comprimer les ovaires, les seins[127] ou la tête. On essayait l'hypnose ou l'injonction. Mais souvent, le mieux était de laisser la crise se dérouler, car elle participait au travail de réveil de la sensibilité. Les troubles du sommeil étaient au nombre des anomalies physiques de la maladie. Plus l'engourdissement qui le caractérisait était important, plus le sommeil normal était perturbé. Les narcotiques étaient exclus. Il fallait traiter la cause de l'insomnie c'est-à-dire combattre l'engourdissement du cerveau qui la provoquait. Parfois, la totalité du cortex était

[127] Les auteurs de l'époque parlaient de zones spasmo-frénatrices : ovaires, seins, testicules.

atteinte et une léthargie ou une catalepsie s'installaient pour des mois ou des années, nécessitant *la méthode du réveil cérébral général dans l'hypnose*[128]. Les vertiges des hystériques apparaissaient dans le décubitus et s'accompagnaient d'une confusion mentale et sensorielle. Plus sévères et plus spécifiques étaient les céphalées, inaugurant la maladie dans de nombreux cas. Réfractaires aux antalgiques, dont la cible était plutôt vasculaire, elles réagissaient bien aux douches stimulantes, à la gymnastique suédoise, à un régime alimentaire plus roboratif et à une régularisation du transit intestinal. La pseudo-méningite hystérique posait le problème de l'isolement qu'il fallait appliquer malgré l'état d'inconscience du malade et les réticences familiales. Sollier ne mettait pas en doute l'existence des fièvres hystériques mais les considérait comme rares. Il ne leur appliquait aucun traitement et conseillait de ne pas en informer les malades …

En ce qui concernait les troubles psychologiques, il reprenait la notion d'*idée fixe* chère à Charcot et à Janet. Mais il opérait une sorte de renversement de la preuve ou plus précisément de la cause. Là où son maître de la Salpêtrière avait échoué dans sa quête d'un stigmate histologique de l'hystérie, il proposait une explication physiologique qui, à défaut d'être démontrée, avait le mérite de la nouveauté et l'attrait de la vraisemblance. L'installation de l'idée fixe ne précédait pas l'apparition de l'hystérie, elle lui succédait ! En effet, lorsque le cortex cérébral fonctionnait normalement, *une impression vive* déterminait *en lui un état spécial, avec ses concomitants sensitifs, cénesthésiques et idéologiques*[129]. Ce processus était suivi d'un retour à l'état normal, rétablissement qui ne survenait pas dans le cerveau hystérique. Une interruption se manifestait dans la continuité des opérations du cerveau qui ne remettait plus le compteur à zéro. C'était donc chaque fois un cerveau d'une qualité nouvelle qui agissait. Cet emboîtage gigogne rendait illusoire toute tentative de destruction des idées fixes, parties intégrantes *de chacune de ces personnalités*. Sollier contestait la démarche de Janet, qui visait à les extirper par la suggestion ou les substituts hallucinatoires. Il rejetait catégoriquement *sa*

[128] Paul Sollier, *Op. Cit.*,215.
[129] Paul Sollier, *Op. Cit.*, 219.

méthode de dissociation de l'idée fixe[130]. Quant à l'analogie que certains voyaient entre le refoulement et l'inhibition, elle n'était pas soutenable. En effet, le refoulement était, pour Freud, un mécanisme de défense inconscient qui cantonnait dans l'inconscient des représentations liées à des pulsions inacceptables pour le Moi[131]. Pour Sollier, l'inhibition, était un engourdissement de l'écorce cérébrale et l'idée fixe, loin de précéder l'hystérie, lui succédait. Autrement dit, le refoulement n'était pas la cause de l'hystérie mais sa conséquence. Il s'agissait donc de restaurer la sensibilité de l'organe perturbé, à l'origine de l'idée fixe, et qui était sous la dépendance d'un centre cérébral précis. Les méthodes propres à rétablir cette esthésie reposaient pour l'essentiel sur l'isolement et le réveil cérébral.

Le dédoublement de la personnalité résultait de l'engourdissement incomplet du cerveau qui fonctionnait sur deux modes, l'un normal, l'autre engourdi.

Les états seconds, comme l'automatisme ambulatoire qui l'accompagnait souvent, traduisaient une hystérie généralisée, un engourdissement sévère, reflétant une dégradation importante de la personnalité.

L'amnésie et l'aboulie faisaient fatalement cortège à l'hystérie. En effet, les centres de la mémoire, obnubilés, ne conservaient plus l'empreinte durable transmise habituellement par les organes sensoriels. Sollier prétendait que *l'amnésie rétro-antérograde*, succédant souvent à un trauma crânien frontal, avait son origine dans l'engourdissement des lobes frontaux, ce qu'attestait l'anesthésie de la peau du front. Réminiscence des théories phrénologiques ? Le bien-fondé de cette constatation paraît aujourd'hui douteux. Néanmoins, Sollier affirmait qu'il suffisait d'objurguer le patient de

---

[130] Paul Sollier, *Op. Cit.*, 220.

[131] Alors que le Moi dans le langage des psychanalystes désigne la personnalité psychique propre et individuelle d'un sujet prise en conscience et affirmée par lui, et qui s'oppose au ça, ensemble des tendances inconscientes, pour Sollier, c'est le sentiment d'une cohésion de notre organisme, d'une unité de notre personne, qui nous donne le sens de la vie. Il correspond à la sensation spéciale par laquelle nous savons que toutes les parties de notre organisme fonctionnent sous la même influence, sous la même direction, sont solidaires les unes des autres, et ne forment en somme qu'une seule et même personne. (*Genèse et nature*..., 1, 142).

recouvrer cette sensibilité pour la voir revenir accompagnée de douleurs souvent très vives[132].

Quant à l'activité volontaire, elle n'était plus entretenue par les informations qu'aurait dû recueillir le cerveau engourdi, incapable par ailleurs d'en convertir les données en quelque activité que ce soit. La volonté était la dernière des capacités récupérées par les malades. L'isolement jouait le premier rôle dans cette reconquête car il les contraignait à lutter pour se libérer. Il servait de signal pour entreprendre la reconstruction de sa personnalité et de vade-mecum pour en reconnaître le chemin.

Faire le nécessaire pour guérir n'était pas la préoccupation majeure de ces sujets. Leur état ne les préoccupait guère et s'ils avaient le désir de se rétablir, ils ne faisaient aucun effort pour l'assouvir. Cet état était peut-être préférable, car l'apparition d'une inquiétude concernant leur santé, traduisait souvent une hypocondrie, forme défavorable de l'hystérie. En effet, dans ces cas, en dépit des distractions fournies au malade, de la mécanothérapie, de l'hydrothérapie, du traitement moral, on obtenait rarement la guérison, tout au plus une rémission. On parlait alors d'*hystéro-neurasthénie*, fréquente dans les hystéries traumatiques, après les accidents de chemin de fer notamment. Sollier soulignait qu'on était ici aux confins de la maladie mentale. C'était particulièrement vrai pour les hallucinations ou le délire. Il considérait l'existence d'anesthésies objectivement décelables chez ces malades comme un bon élément pour établir un diagnostic différentiel entre la névrose hystérique et une psychose qui, selon lui, n'en comportait jamais.

Les troubles généraux localisables

Chez les hystériques, les troubles moteurs se manifestaient essentiellement et constamment par une diminution de la force et de la résistance musculaires[133]. Ce phénomène était consécutif à la perte simultanée du sens stéréognosique[134] et du

---

[132] Paul Sollier, *Op. Cit.*, 224.
[133] Paul Sollier, *Op. Cit.*, 228.
[134] Aptitude à identifier un objet par simple manipulation.

sens musculaire[135]. Une certaine raideur articulaire aggravait ces manifestations. Bien entendu, le traitement de choix était la mécanothérapie. Le tremblement pouvait prendre divers aspects et adopter ainsi l'apparence de toutes les maladies qui en sont affectées. Il fallait attirer l'attention du malade sur le membre atteint et exercer une traction, nécessairement douloureuse pour être efficiente. Après avoir maintenu cette traction, à laquelle le sujet essayait d'échapper, le tremblement s'effaçait. Il était remplacé par des fourmillements et des picotements. Si cela ne suffisait pas, il fallait recourir à la mécanothérapie, avec des étirements. La guérison était précédée de secousses, de contractions douloureuses des muscles. Les pseudo-athétoses[136] ou les pseudo-ataxies[137], rarement rencontrées, relevaient aussi de la mécanothérapie. La pseudo-chorée était plus fréquente. Elle se voyait souvent chez des sujets ayant présenté des antécédents réels de chorée de Sydenham[138]. Elle pouvait se manifester sous forme d'hémichorée ou de chorée rythmée. On prescrivait le repos au lit, l'interdiction de toute activité intellectuelle, la gymnastique et les douches froides. Si nécessaire, on recourait à l'isolement. Les spasmes[139] étaient communs, et se traduisaient notamment par des tics[140]. Ils affectaient n'importe quels muscles mais tout particulièrement

---

[135] Appelé aussi fonction kinesthésique, le sens musculaire permet d'avoir la notion du mouvement effectué, de la position occupée dans l'espace et à chaque instant par les différents segments de membres.

[136] L'athétose est un mouvement involontaire, incoordonné, reptatoire, parfois consécutif à une atteinte du striatum. Le striatum (néostriatum) est avec le pallidum (paléostriatum), un centre effecteur du paléencéphale qui joue un rôle important dans le choix et le lancement des programmes moteurs volontaires.

[137] L'ataxie est un manque de coordination des mouvements fins.

[138] Maladie neurologique devenue rare, consécutive à une angine à streptocoque hémolytique et se traduisant par des mouvements involontaires et incontrôlables, imprévus, irréguliers, fugaces, d'une partie ou de la totalité du corps.

[139] Une des règles thérapeutiques appliquées constamment par Sollier était la suivante : *Les procédés employés pour arrêter l'accès paroxystique, quelle qu'en soit la nature, sont d'ailleurs sensiblement les mêmes : c'est l'application du même principe que dans tous les spasmes, à savoir qu'il faut les contrarier, les forcer et détruire leur rythme.* Paul Sollier, *Op. Cit.*, 269.

[140] Maladie caractérisée par des mouvements incoordonnés (tics convulsifs) et par une tendance impulsive à répéter les phrases prononcées devant le sujet (écholalie) et à prononcer des mots orduriers (coprolalie). Ces malades présentent également des troubles de l'attention. On a noté chez les jeunes un amincissement du cortex somatosensoriel pariétal et moteur frontal dans les aires figurant les structures faciales, orales et laryngées. Déficit de la régulation du cortex préfrontal ?

ceux de la respiration et cela se traduisait par les suffocations, ou par des constrictions pharyngées. Ils résultaient de *l'instabilité de l'excitabilité musculaire* elle-même provoquée par la variabilité de *l'état des centres sensitivo-moteurs et de la conscience musculaire qui lui est liée*[141]. Il fallait pour les vaincre contraindre les muscles touchés à se détendre. En réitérant les manipulations qui s'opposaient à l'excitation centrale, on parvenait à épuiser le centre moteur responsable. Il fallait procéder prudemment. On faisait alterner les manœuvres d'immobilisation et de mouvements forcés puis d'étirement et d'assouplissement avant de laisser au malade l'initiative d'une action musculaire volontaire. L'isolement était préconisé lorsque l'intensité des spasmes, notamment digestifs ou respiratoires, entraînait une altération de l'état général.

Charcot avait insisté sur la similitude entre la contracture hystérique et celle que déterminaient certaines lésions organiques. Il avait observé la persistance des premières pendant le sommeil, ce qui n'était pas le cas des secondes. De la même façon, il avait montré que l'anesthésie, absente dans les lésions organiques, se manifestait au niveau de la peau et des parties profondes dans l'hystérie[142]. Pour Sollier, une analogie existait entre contracture et catalepsie partielle. Au cours de cette dernière, on plaçait le membre du sujet dans une certaine position qu'il conservait à son insu du fait de l'anesthésie musculaire, sans contraction. La contracture nécessitait qu'on provoquât un spasme musculaire qui s'installait de façon durable. Le massage profond, la flexion ou l'extension brutales d'un membre, la bande d'Esmarch[143], la faradisation[144] étaient des agents provocateurs de contractures et des révélateurs d'une prédisposition chez les personnes exposées à ce que Charcot appelait *la diathèse de contracture*[145]. Dans ce cas, alors que

---

[141] Paul Sollier, *Op. Cit.*, 231.

[142] Charcot J.M., *Leçons sur les maladies du système nerveux*, Paris, 1887, **3**, 411-412.

[143] Bande en caoutchouc qu'on enroule autour d'un membre pour en chasser le sang et obtenir un champ opératoire sans saignement.

[144] Voir note p. 50.

[145] Des travaux récents ont remis en scène les contractures psychogènes en chirurgie orthopédique. Elles sont traitées selon les mêmes méthodes que celles de Sollier. Nau Jean-Yves, Quand l'hystérie s'invite au bloc de chirurgie, *Rev. Med. Suisse, 2013, 9, 436-437.*

chez le sujet normal, la levée de l'ischémie provoquée par le bandage élastique, par exemple, amenait la disparition de la contracture, elle persistait chez l'hystérique même après la suppression de la cause qui l'avait provoquée. Cela était dû à l'état d'engourdissement du cerveau. C'était la raison pour laquelle il fallait proscrire tout dispositif de contention permanent, toute faradisation[146], tout massage profond chez ces malades. La mécanothérapie était indiquée particulièrement si la contracture était inaugurale. L'objectif n'était pas de relâcher, par la tension, des muscles agonistes et antagonistes puisqu'ils étaient tous concernés. Il fallait avant tout rétablir la sensibilité en procédant à des mouvements forcés de redressement et d'action alternative sur les groupes musculaires les plus touchés et sur leurs antagonistes. Ces manœuvres, douloureuses, pouvaient provoquer une perte de connaissance du malade. Il fallait continuer néanmoins et souvent, après quelques secousses, la contracture disparaissait. Cette amélioration ne devenait acquise qu'après de nombreuses séances de mécanothérapie puis de rééducation où l'on sollicitait l'attention du patient. Il ne fallait pas tomber dans le piège qui incitait le praticien à interpréter de nouveaux signes d'hystérie, notamment psychologiques, comme une aggravation ou une rechute. En réalité, c'était une évolution nécessaire témoignant d'une étape vers la guérison. Ainsi la douleur était le passage obligé entre l'anesthésie et le retour de la sensibilité naturelle. Vouloir combattre ce phénomène revenait à interrompre le processus de guérison. La paralysie, jusqu'à une totale hypotonie, correspondait à une anesthésie plus profonde que celle qui accompagnait la contracture. Elle survenait soit d'emblée avec son cortège d'autres symptômes hystériques, soit plus tardivement. On commençait le traitement par la mécanothérapie avec des mouvements passifs forcés jusqu'à obtention de sensations douloureuses dans le membre concerné, puis on continuait par une rééducation sans oublier le traitement moral. Mais le choc à l'origine d'une telle paralysie flasque avait été généralement d'une telle puissance qu'une cure d'isolement était nécessaire pour compléter le traitement. Les arthralgies relevaient du même mécanisme. Elles nécessitaient

[146] Voir note p. 50.

la mobilisation forcée puis volontaire. On devait la poursuivre en dépit des douleurs qu'elle provoquait initialement.

Les troubles sensitifs n'étaient que *la traduction de l'état d'engourdissement des centres cérébraux, et leurs diverses variétés ne représentant que des degrés de cet engourdissement*[147]. Le symptôme primordial de l'hystérie, c'était l'anesthésie. Quand elle paraissait atteindre un hémicorps, il fallait savoir qu'elle correspondait en fait à une anesthésie totale mais répartie de façon inégale entre la droite et la gauche. La guérison montrait que le côté apparemment indemne retrouvait une sensibilité beaucoup plus vive qu'elle n'existait auparavant. Et, fréquemment, quand on avait cru à son absence, la perte de sensibilité était avérée. Mais elle était trop discrète pour être décelée, à ce stade d'évolution. C'était la guérison qui révélait a posteriori cette hypoesthésie passée inaperçue. Par ailleurs, la recherche de troubles associés était souvent fructueuse et justifiait un traitement énergique dont l'isolement, ici encore, était la règle essentielle. Quant aux troubles de la sensibilité musculaire, ils relevaient de la mécanothérapie. Parfois, il arrivait qu'on crût déceler une hyperesthésie. Elle n'était qu'apparente et correspondait en réalité à une anesthésie masquée. Il fallait la traiter à ce titre et ne jamais utiliser des anesthésiques ou des analgésiques comme la glace, l'éther, le chloroforme, la cocaïne ou la morphine, par voie orale ou en topiques.

Les points douloureux revêtaient une importance particulière pour Sollier. En effet, il défendait l'hypothèse selon laquelle, au niveau du scalp en particulier, *lorsque l'hystérie est généralisée à toute l'écorce, le crâne tout entier est douloureux et il devient impossible de distinguer le rapport qui existe entre les troubles périphériques et les points douloureux du crâne*, mais quand on restitue la sensibilité par réveil cérébral, *ils deviennent au contraire évidents et le malade lui-même en indique la place*[148] … Il fallait proscrire les compressions[149] des organes douloureux comme les ovaires, car leurs effets étaient fugaces,

[147] Paul Sollier, *Op. Cit.*, 240.
[148] Paul Sollier, *Op. Cit.*, 243.
[149] Voir note 63.

de même il fallait bannir les vésicatoires et les pointes de feu inefficaces et qui laissaient de vilaines cicatrices.

Les perturbations *sensitivo-sensorielles* traduisaient chez ces malades une altération des facultés intellectuelles à tel point qu'ils imaginaient avoir un côté du corps plus pesant que l'autre, des articulations luxées ou la peau épaissie et rigidifiée. L'évaluation des dimensions des objets, ou de la distance à laquelle ils se trouvaient, était également faussée. Si leur psychisme était atteint des mêmes défauts d'évaluation et de jugement, on comprenait leur entêtement à soutenir des sottises ou des absurdités.

Sollier ne croyait pas aux névralgies hystériques et il faisait remarquer qu'on ne trouvait jamais chez ces patients les points douloureux caractéristiques situés normalement à l'émergence et sur le trajet des nerfs. En revanche, dans les douleurs pelviennes, il incriminait les ovaires, les intestins, les muscles du petit bassin et le psoas. Il mettait en garde contre les erreurs de diagnostics fréquentes au cours de paraplégies[150] consécutives à la douleur des muscles psoas. Il s'ensuivait des interventions inutilement mutilantes sur les organes génitaux féminins notamment. Sollier redoutait tout geste chirurgical chez les hystériques. Il les considérait comme un non-sens, et une faute professionnelle[151].

Il insistait beaucoup sur les troubles trophiques hystériques tels que le pemphigus, l'urticaire, la gangrène ou les ulcérations. Ces lésions étaient toujours accompagnées de pertes de la sensibilité, consécutive selon lui à la vasoconstriction localisée des vaisseaux nourriciers de la peau. Les hémorragies relevaient des mêmes mécanismes et se manifestaient au niveau des revêtements cutanés et muqueux. L'œdème bleu, décrit par Charcot[152], avait une affinité pour les extrémités des membres et accompagnait parfois les paralysies. Les oedèmes blancs siégeaient en tous points du corps. Ils ne s'accompagnaient pas

---

[150] Cette paralysie des membres inférieurs était souvent d'origine émotive chez les hystériques. Flasque et fréquemment accompagnée de troubles de la sensibilité, elle pouvait se traduire par une contracture. Dans ce cas, les membres prenaient une position identique à celle consécutive à une lésion médullaire, les membres inférieurs en extension, pieds tournés en dedans, en varus équin. Une émotion l'avait fait apparaître, une émotion pouvait la dissiper.

[151] Paul Sollier, *Op. Cit.*, 247.

[152] Charcot J.-M., *Clinique des maladies du système nerveux*, Paris, 1892, 1, 95-116.

de paralysie, mais dénotaient une altération sévère de l'état général. Chez les anorexiques, leur apparition posait l'indication de l'alimentation forcée et de l'isolement. Le refroidissement, la cyanose des extrémités, les phénomènes de Reynaud[153], étaient fréquents. Les troubles trophiques comme l'atrophie musculaire et les rétractions fibro-tendineuses se voyaient également. Avant d'être attribuées à l'hystérie, elles devaient être explorées sous anesthésie au chloroforme, car elles résultaient parfois d'une atteinte organique. Les altérations des phanères, dues aux troubles de la nutrition, étaient fréquemment rencontrées.

Dernière mise en garde de Sollier contre les diagnostics baclés : *On a décrit toutes les maladies que l'hystérie peut simuler. Il y aurait peut-être autant à dire sur les maladies qui peuvent simuler l'hystérie*[154].

Les troubles localisés.

Sollier rappelait *que plus l'hystérie est localisée plus elle est difficile à traiter et par conséquent à guérir, à cause des moyens d'action très limités qu'on a pour atteindre le centre malade*[155].

Ces troubles étaient extrêmement variés et le traitement devait s'adapter à cette diversité. Il n'était pas question d'inventer des procédés hors du commun mais, bien au contraire, d'utiliser ce que le malade aurait sous la main une fois la santé recouvrée.

Manifestations motrices

Les atteintes de la motricité[156] des membres pouvaient offrir un tableau de monoplégie brachiale, de paraplégie,

---

[153] Trouble de la circulation du sang dû à la diminution du calibre des petites artères des extrémités. Il se traduit par une brusque décoloration des doigts, des orteils, du nez ou des oreilles. Ce phénomène s'accompagne de fourmillements ou d'engourdissement, sans anesthésie. On le rencontre dans certaines affections des vaisseaux sanguins comme la sclérodermie. A l'époque de Sollier, on pouvait l'observer à la suite de la prise des dérivés de l'ergot de seigle. De nos jours, il résulte quelquefois de la prescription de médicaments comme les bêtabloquants ou certains principes actifs utilisés dans le traitement des cancers.

[154] Paul Sollier, *Op. Cit.,* 251-252.

[155] Paul Sollier, *Op. Cit.,* 261.

[156] On sait qu'une paralysie hystérique est associée à une perturbation importante des relais cérébraux de la motricité (thalamus et noyaux striés) qui contribuent à l'élaboration des mouvements volontaires. Une lésion organique de ces mêmes régions,

d'hémiplégie[157], de quadriplégie, d'astasie-abasie[158], de tabès[159], de mal de Pott[160], de coxalgie[161], d'arthralgies. Ainsi, que ces déficits atteignissent un membre ou plusieurs, il fallait éveiller l'intérêt du sujet pour le membre atteint en fixant son attention sur le mouvement à exécuter. Au besoin, on lui demandait de le comparer avec celui d'un membre valide. Si cela ne suffisait pas, si, comme le disait Sollier, l'anesthésie était trop profonde, on recourait aux mouvements forcés en essayant de provoquer une douleur articulaire. Le dynamomètre permettait au patient lui-même de mesurer objectivement ses progrès. Avec le même objectif, on faisait exécuter les mouvements devant une glace afin qu'il constatât par lui-même la différence des mouvements effectués entre les deux côtés du corps. Quand l'impotence atteignait les membres inférieurs, on faisait se relever et s'asseoir le malade sur une chaise sans qu'il s'y affalât. On pouvait également l'accoter debout à un mur en le soutenant sous les aisselles et en bloquant l'articulation des genoux pour les empêcher de plier. La montée des marches sollicitait les extenseurs de la cuisse, mais quand il savait marcher, il savait également gravir un escalier. En revanche, la descente l'effrayait et *fléchissant la jambe à étendre et étendant celle qu'il faut fléchir*[162], il se rejetait d'instinct en arrière. On devait se placer devant lui pour lui donner de l'assurance. Il fallait,

---

un accident vasculaire cérébral par exemple, peut entraîner une *anosognosie*, déni de l'absence bien réelle de mouvements du membre atteint, sans paralysie véritable, mais avec immobilité néanmoins flagrante. Il semble donc que des phénomènes psychologiques d'ordre affectif peuvent se dérouler de façon autorégulée, inconsciente, involontaire et déterminer l'activité d'aires corticales dédiées à la sensibilité dont Charcot et Sollier avaient deviné le rôle prépondérant.

[157] Cette hémiplégie prédominait au membre inférieur. La démarche était bien différente de celle observée dans l'hémiplégie organique au cours de laquelle le malade marchait en fauchant. L'hystérique lui marchait en draguant, la pointe de son pied frottant sur le sol. Flaccide d'emblée, elle le restait. A contrario, si elle s'accompagnait de contracture, celle-ci persistait jusqu'à la guérison. Si elle passait d'un type à l'autre, c'était brutalement.

[158] Difficulé ou incapacité à maintenir une position debout (astasie) et à marcher en l'absence de troubles sensoriels ou moteurs (abasie). Rarement d'origine psychogène, comme c'est ici le cas, elle se voit surtout dans des atteintes organiques comme le Parkinson, la sclérose en plaque, certaines tumeurs cérébrales ou certains accidents vasculaires cérébraux.

[159] Le tabès est une méningo-radiculo myélite syphilitique.

[160] Tuberculose des vertèbres.

[161] Douleur de la hanche parfois consécutive à une tuberculose osseuse.

[162] Paul Sollier, *Op. Cit.*, 255.

quand ses progrès s'affirmaient, faire jouer son amour-propre et laisser d'autres personnes assister à sa rééducation. La mécanothérapie restait un bon adjuvant. Ces méthodes étaient plus efficaces dans les paralysies spastiques que flasques. L'échec obligeait à recourir au traitement général avec réveil de la sensibilité du muscle et du cortex. C'était notamment le cas des quadriplégies qui relevaient de l'isolement, des restaurations de la sensibilité et du réveil général. L'astasie-abasie[163] coïncidait avant tout avec une anesthésie articulaire, sans atteinte de la force musculaire, avec abolition des réflexes cutanéo-plantaires et perte de la stéréognosie[164]. On recourait à la mécanothérapie et à la rééducation de la marche. Le pseudo tabès[165] relevait de la même pathogénie et de la même thérapeutique. Le pseudo-mal de Pott[166] se caractérisait, à la différence du véritable, par une douleur très forte localisée au niveau de la moelle lombaire associé à une répartition aberrante de l'anesthésie. La seule pression sur ce point douloureux déclenchait des secousses et parfois une crise. L'extension forcée des membres inférieurs sur le sujet en décubitus, tandis qu'un aide le tenait par les épaules pour l'empêcher de se redresser, suffisait pour opérer le redressement du tronc sur les cuisses. La marche venait ensuite presque d'elle-même. Plus délicat était le diagnostic différentiel entre la vraie coxalgie et la coxalgie hystérique. Pour ne pas passer à côté d'un abcès froid, il fallait recourir à l'anesthésie par le chloroforme qui provoquait la disparition de la contracture uniquement chez l'hystérique. La découverte d'une anesthésie accompagnant un de ces symptômes était un signe quasi-pathognomonique en faveur de l'hystérie. Mécanothérapie et manœuvres de

---

[163] Difficulté ou incapacité à maintenir une position debout (astasie) et à marcher (abasie). Cf note p. 72.

[164] Reconnaissance des objets par le toucher.

[165] Le tabès est une méningo-radiculo myélite syphilitique accompagnée de troubles de la sensibilité profonde, de troubles sensitifs (douleurs fulgurantes, crises viscérales douloureuses, crises laryngées ...), de troubles trophiques (fractures spontanées, mal perforant plantaire), de troubles sphinctériens et génitaux (incontinence, impuissance ...), d'atteinte de nerfs crâniens (signe d'Argyll-Robertson). Non traité, le tabès évolue vers la paralysie. Le pseudo-tabès, dont les symptômes rappellent ceux du tabès, est une affection nerveuse consécutive à des lésions des nerfs périphériques, sans implication du tréponème pâle. La pression des masses musculaires reste sensible mais on ne trouve pas de signe d'Argyll-Robertson et la guérison est pratiquement la règle.

[166] Voir note p. 73.

réduction de la contracture tenaient la première place dans le traitement. Bien entendu, si la coxalgie survenait dans le cadre d'une grande hystérie évoluant de longue date, l'isolement s'imposait d'emblée.

Les troubles moteurs de la face s'accompagnaient fréquemment d'un spasme glosso-labié du côté opposé. Les muscles intéressés étant superficiels, on pouvait agir à leur niveau par la faradisation[167], par le massage, par les frictions, par les exercices de mimiques devant un miroir. Cette dernière technique étant particulièrement indiquée dans les spasmes du visage. Ceux-ci étaient améliorés par la contracture des masséters tandis que le sujet gardait la bouche ouverte. Le torticolis hystérique nécessitait souvent l'hypnose car les groupes musculaires concernés, trapèzes, sterno-cléido-mastoïdiens, étaient peu accessibles à l'action manuelle du thérapeute et au contrôle du malade. Sans compter le danger des manœuvres forcées sur la région cervicale ! Les atteintes motrices du tronc se traduisaient par des anomalies de la démarche qui devenait guindée avec une instabilité de l'équilibre et un élargissement du polygone de sustentation[168], parfois un pseudo-Romberg[169] ainsi que des troubles de la respiration abdominale avec prédominance des mouvements thoraciques. Gymnastique respiratoire et mécanothérapie étaient préconisées. La coccygodynie, cette douleur majorée par la position assise et la palpation, dont on connaît bien désormais les causes organiques, était pour Sollier un processus hystérique, voire un substitut de la crise. Selon lui, il suffisait de maintenir le patient assis pendant la durée des poussées douloureuses, pour obtenir la guérison en quelques jours ...

Manifestations sensorielles

En ce qui concernait les troubles sensoriels, on rencontrait deux éventualités. Soit ils étaient secondaires et s'inscrivaient dans le tableau d'une hystérie généralisée, et dans ce cas, le

---

[167] Voir note p. 50.

[168] Le plus petit polygone entourant l'ensemble des points de contact d'un solide pesant, posé sur un plan. Le solide n'est en équilibre sur un plan horizontal que si la verticale passant par son centre de gravité tombe à l'intérieur dudit polygone.

[169] Ce signe, du nom de Moritz Heinrich Romberg (1795-1873) qui le décrivit le premier dans l'ataxie du tabès, en 1840, consiste, quand on demande au malade de se tenir debout les pieds joints et les yeux fermés, en la survenue d'oscillations du corps plus ou moins accentuées, pouvant aller jusqu'à la perte d'équilibre et à la chute.

traitement global de l'affection suffisait. Soit ils étaient primitifs et, une fois leur diagnostic effectué, tous les efforts devaient tendre à restituer leur sensibilité aux appareils concernés. Ce qui paraissait théoriquement simple était plus difficile à réaliser. On connaissait souvent insuccès et récidive. Les anomalies de la vision, de la reconnaissance des couleurs, de la motricité extrinsèque de l'œil avaient leurs exercices spécifiques déjà inventoriés précédemment. Les pseudo-conjonctivites et les larmes de sang consécutives à des troubles brusques de la sensibilité oculaire répondaient bien à la thérapeutique générale. Surdité, acouphènes, anosmie, épistaxis relevaient des mêmes causes et bénéficiaient des mêmes traitements. Les écoulements nasaux, éternuements et reniflements, parfois paroxystiques, étaient ici aussi consécutifs à la perte de sensibilité muqueuse et aux troubles vasomoteurs qui, quelquefois, les accompagnaient. Il fallait faire respirer le sujet par le nez, bouche fermée. L'air froid stimulait mieux les fosses nasales que l'air chaud.

Manifestations viscérales

La phonation était concernée : bégaiement, mutisme, aphasie, aphonie, toux, aboiement, autant de manifestations relevant du domaine de l'hystérie. Le traitement moral, la faradisation[170], l'hypnose, la traction de la langue, un choc émotif, des injonctions comminatoires, des exercices de gymnastique vocale, tels étaient les procédés appliqués à ces cas. La toux, le bâillement, l'asthme et la dyspnée hystériques étaient consécutifs à la perte de la sensibilité des voies aériennes au passage de l'air. On avait constaté à l'époque une diminution des signes d'auscultation et de l'amplitude des mouvements respiratoires mesurés par le sphygmographe chez les hystériques. Il fallait convaincre le malade, au cours de séances de gymnastique, d'exécuter de profondes inspirations en même temps qu'on exerçait une pression sur son thorax. Cela l'obligeait à vaincre cette opposition et à mobiliser la partie inférieure de sa cage thoracique jusque-là inerte. Contre les spasmes du larynx, le hoquet, le rire, l'aérophagie, il fallait *s'opposer mécaniquement à leur production*[171] : compression

[170] Voir note p. 50.
[171] Paul Sollier, *Op. Cit.*, 269.

latérale du larynx, immobilisation des fausses côtes et du diaphragme, occlusion momentanée des voies respiratoires suivie d'une profonde inspiration, faradisations[172]. Néanmoins, ici encore, ces moyens étaient accessoires lorsque d'autres troubles les accompagnaient et ne dispensaient pas du traitement général. La fausse tuberculose posait parfois des problèmes diagnostiques délicats car les anorexiques étaient particulièrement exposés à la phtisie. L'amélioration de l'état général et la disparition des signes d'auscultation, après des séances de gymnastique respiratoire, écartaient cette éventualité.

Les troubles digestifs avaient une importance considérable : *Toute hystérique traitée qui ne reprend pas de poids ne guérit pas*[173], affirmait Sollier. La courbe du poids avait donc une valeur irréfragable et primordiale dans l'établissement du pronostic. La tentation était forte de prescrire chez ces malades souffrant de gastralgies, de pyrosis, des potions cocaïnées ou opiacées. Ceci contribuait à insensibiliser un peu plus l'estomac et à diminuer son péristaltisme alors que l'objectif était de lui restituer sa sensibilité ce qui ne pouvait se faire sans douleurs. Le retour de la sensibilité dans n'importe quel organe était nécessairement accompagné d'algies. Il ne fallait surtout pas les combattre car elles étaient indissociables du processus de guérison. L'estomac n'échappait pas à la règle. Bien évidemment, on prévenait les malades de ce phénomène pour les rassurer. Au fur et à mesure que l'estomac recouvrait sa sensibilité, l'anesthésie de la peau de la région épigastrique se modifiait. En théorie, il pouvait sembler facile *de rétablir les fonctions normales de l'estomac en réveillant sa sensibilité par leur excitant normal, à savoir* une alimentation équilibrée, mais en réalité cela ne suffisait pas toujours et alors, une fois de plus, l'isolement s'imposait. Encore fallait-il que le médecin s'engageât personnellement, et *ne confie à personne le soin de faire manger l'anorexique*[174], précisait Sollier. Il ajoutait : … *et tant que la malade ne mange pas de bonne volonté il faut lui*

---

[172] Voir note p. 50.

[173] Paul Sollier, *Op. Cit.*, 271.

[174] Paul Sollier, *Op. Cit.*, 275.

donner soi-même la becquée[175]. La sonde oesophagienne non seulement n'était pas nécessaire, mais ne devait jamais être employée, si ce n'était à titre de menace. En effet, l'utiliser donnait au malade le sentiment d'avoir triomphé du médecin qui n'était pas parvenu à le faire s'alimenter normalement et avait été contraint de le nourrir de force. En revanche, il ne fallait rien concéder. Il n'y avait pas de régime particulier, mais le pain occupait une place privilégiée car il favorisait la prise de poids et stimulait les sécrétions gastriques comme l'avait démontré Pavlov. Pour éviter les régurgitations ou les vomissements volontaires, il fallait connaître les gestes qui les réprimaient et surveiller les patients pendant la phase postprandiale. Si le malade était parvenu à ses fins et avait rejeté son repas, un autre était administré illico. Les pesées avaient lieu régulièrement tous les huit jours. Si la courbe stagnait ou décroissait, on prescrivait le repos au lit. Parmi tous les accidents de l'hystérie, l'anorexie *est le seul qui soit de nature à causer la mort*[176]. L'hypnose était réservée aux cas combinés. En général l'isolement, et l'alimentation imposée, suffisaient. Ces malades étaient les plus susceptibles de dissimulation et les plus aptes à inventer des stratagèmes pour tromper le médecin. Il fallait pour ce dernier se baser sur des signes objectifs. Trois critères permettaient de juger de leur état réel : le retour du sommeil, la reprise de poids et la réapparition de l'appétit. Suivant en cela Georges Gille de la Tourette[177], Sollier comptait l'hystérie parmi les causes d'hématémèses et d'ulcères gastriques. A ses yeux, cela justifiait si besoin était, le traitement précoce et énergique des anorexies. Les troubles hépatiques étaient rares, les troubles intestinaux beaucoup moins. Les météorismes, les borborygmes, la constipation en étaient les aspects les plus courants et les plus anodins. En revanche, l'entéro-colite muco-membraneuse en était le versant organique le plus sévère. Consécutive à des troubles trophiques de la muqueuse, elle s'accompagnait parfois de diarrhées et souvent de douleurs pouvant faire accroire une urgence abdominale. Grands énémas évacuateurs, lavements au nitrate

---

[175] Paul Sollier, *Op. Cit.*, 277.

[176] Paul Sollier, *Op. Cit.*, 281.

[177] Roger Teyssou, *Une histoire de l'ulcère gastro-duodénal*, Paris, 2009, 56.

d'argent, massage de l'abdomen, gymnastique suédoise, huile de ricin étaient les thérapeutiques les plus utilisées.

Les anomalies urinaires, rétention, incontinence étaient rares. En revanche, les cystalgies se voyaient plus souvent. Les valérianates ou le camphre les amélioraient, moins constamment pourtant que la seule perspective imminente d'un sondage. C'était après avoir exploré l'anurie, l'oligurie, la polyurie et avoir fait la preuve de leur origine purement névrotique qu'on pouvait instaurer un traitement psychologique.

Les dysménorrhées étaient pratiquement systématiques chez les hystériques. Lorsqu'elles étaient fortement douloureuses, on appliquait des cataplasmes laudanisés, des sinapismes sur la région pelvienne et l'on prescrivait de l'apiol[178]. Les métrorragies étaient plus dangereuses en raison du risque d'anémie. Mais le danger le plus redoutable pour ces malades était celui d'interventions chirurgicales intempestives. Le seul traitement moral de l'hystérie elle-même était de mise. L'aménorrhée était souvent associée à cet étrange phénomène de la grossesse nerveuse. Si elle était isolée, il suffisait d'attendre la fin théorique de la grossesse pour que la femme se persuadât qu'elle n'attendait pas réellement un bébé. Sinon, le traitement général s'appliquait. Le vaginisme était plus difficile à traiter et les méthodes chirurgicales, ici encore, étaient formellement proscrites. Il s'accompagnait fréquemment d'hypersécrétion vulvaire et d'inflammation clitoridienne qui favorisaient l'onanisme, qui l'aggravaient. On pratiquait l'hydrothérapie générale, les injections vaginales chaudes et, si c'était possible, l'hypnotisme. Quant aux points douloureux ovariens ou testiculaires[179], mieux valait n'y pas toucher, pas plus du reste qu'aux autres points douloureux hystériques. Le sein hystérique, commun aux deux sexes, s'il était isolé, ne justifiait aucun geste thérapeutique. S'il faisait partie d'autres manifestations, on lui appliquait le traitement général.

Le cœur n'échappait pas, loin de là, aux symptômes de l'hystérie. Les palpitations correspondaient à une émotivité exacerbée et ne nécessitaient pas d'autre traitement que celui de l'affection responsable qui ne justifiait jamais l'emploi de

---

[178] Principe actif du persil prescrit pour déclencher les règles.

[179] Voir note 63.

médicaments cardiaques. Pour Sollier, la cardialgie ou pseudo-angine de poitrine s'expliquait par un processus commun à tous les hystériques lors du réveil de leur sensibilité. Il avait remarqué que la région précordiale s'anesthésiait lorsque le phénomène se manifestait. Pour calmer cette douleur, il faisait porter en arrière, en haut et en extension le bras gauche du malade qui devait inspirer très profondément plusieurs fois. La douleur ressentie était forte, mais le sujet percevait à nouveau ses pulsations et cessait de suffoquer. Le traitement général était ici tout particulièrement indiqué en dehors des accès. Sollier concluait ainsi : le traitement de l'hystérie devait *attaquer le terrain, la cause, pour détruire le phénomène, l'effet*[180].

Il était convaincu de l'existence d'un point douloureux au niveau du crâne, correspondant à toute anesthésie viscérale. Ces points occupaient toujours la même situation, homologue, au-dessus du centre fonctionnel cérébral de l'organe concerné. Il en avait dressé l'inventaire en provoquant l'anesthésie des viscères par hypnose et en constatant l'apparition simultanée de zones d'hyperesthésie toujours au même endroit du cuir chevelu. Il avait ainsi établi au niveau du scalp une cartographie correspondant au larynx, aux poumons, aux organes génitaux, au cœur, à l'estomac, à la vessie et aux intestins[181].

---

[180] Paul Sollier, *Op. Cit.,* 289, 290.
[181] Paul Sollier, *Genèse et nature...,* 390-394. Voir figure page 7.

4

L'hystérie en temps de guerre

Dès le début de la guerre de 1914, le service de santé de l'armée française avait été confronté à un afflux de blessés inopiné et jamais vu jusque-là. Les signes névropathiques présentés par les combattants étaient peu familiers aux médecins. Ils étaient en grande partie provoqués par la guerre de position au cours de laquelle les militaires devaient tenir et résister sous un feu intense et meurtrier, un véritable matraquage. Chose surprenante, ces manifestations étaient peu fréquentes en première ligne et apparaissaient surtout dans les ambulances ou les hôpitaux de l'avant, plus encore, à l'intérieur. On l'expliquait par le fait que le blessé rassemblait toutes son énergie pour échapper aux coups de l'ennemi lorsqu'il venait d'être touché, et qu'en revanche, il se laissait aller dès que les secours l'avaient pris en charge. On constatait que plus une troupe était proche de la ligne de combat, moins elle était exposée aux troubles mentaux et nerveux. Beaucoup de ces malheureux étaient mutilés dans leur chair, tous l'étaient dans leur âme. Les médecins s'accordaient pour dire que le combattant névropathe était le plus exposé au choc émotif causé notamment par la répétition des agressions consécutives aux explosions, à la fatigue, aux conditions de vie précaires et déplorables. On parlait *d'un phénomène d'anaphylaxie mentale*[182] qui expliquait les crises hystériques présentées par certains soldats avant de monter au front pour leur baptême du feu. Ces susceptibilités individuelles indéniables trahissaient le

[182] Roussy G., Lhermitte J., *Psychonévroses de guerre*, Paris, 1917, 6.

tempérament de chacun, indépendamment de son camp. Elles avaient inspiré cette réflexion, révélatrice de son chauvinisme, à un médecin allemand, le docteur Birnbaum : *Le soldat germanique est peu exposé à ces défaillances car il est protégé par l'équilibre naturel de la race si différent de l'instabilité latine*[183]. Les bouleversements apportés par ce conflit, long et meurtrier, sur la destinée des peuples et des individus, nous en subissons encore les conséquences. En ces temps, qui nous paraissent bien lointains, l'empreinte de la barbarie sur l'existence matérielle, morale et intellectuelle des jeunes protagonistes de ces combats atroces, fut indélébile. Cette guerre accoucha du fascisme, du communisme, et de toutes ces déconstructions intellectuelles, et bientôt culturelles, qui, de Picasso à André Breton, ont rempli nos musées et nos bibliothèques de créations saugrenues, de concepts abstrus, de *beautés convulsives*, d'écritures automatiques et d'urinoirs transcendants : esthétisme très particulier de la souffrance et du mal-être. Toute une génération d'écrivains sera marquée par ce drame : en France, Alain, Aragon, Barbusse, Breton, Céline, Dorgelès, Drieu la Rochelle, Genevoix, Mac Orlan, Martin du Gard, Vercel, en Allemagne, Jünger, Remarque, Zweig ... Ils deviendront les témoins d'une période de l'histoire qui, avec la seconde guerre mondiale, ont marqué le XXème siècle du sceau de l'infamie. Ces intellectuels ont été les porte-parole d'une classe d'âge sacrifiée pour rien. Les noms des soldats gravés dans la pierre des monuments aux morts, devraient à tout jamais rester dans nos mémoires. De ces temps de ténèbre, l'hystérie individuelle ou collective forma la trame, les massacres et les génocides le sinistre ornement. Imaginons ce qui se passait lorsqu'en 1917, un fantassin escaladait le talus de sa tranchée pour aller affronter les balles des mitrailleuses et les shrapnells du no man's land. Son *Surmoi*, son néocortex, l'envoyait à la mort, son *Ça*, son paléocortex, se révulsait à l'idée du métal qui allait déchirer ses muscles, ses os, ses viscères. En revanche, son instinct de survie lui disait : *Tant pis, allons-y, on s'en tirera quand même*. A ces mots qu'il se répétait en montant à

---

[183] Dumas G., Henri A., *Névroses & psychoses chez les austro-allemands*, Paris, 1918, 17.

l'assaut, Ernst Jünger ajoutait ce commentaire désabusé : *En chacun de nous habite un démon qui attend, pour déployer ses ailes, que la vie soit menacée*[184]. Comme quoi le *Überich* (cortical) pouvait s'allier parfois au *Es* (instinctif) pour constituer l'étoffe des héros. C'est un peu ce que dépeignait Erich Maria Remarque lorsqu'il écrivait : *Une partie de notre être, au premier grondement des obus, s'est brusquement vu ramenée à des milliers d'années en arrière. C'est l'instinct de la bête qui s'éveille en nous, qui nous guide et nous protège ; il n'est pas conscient, il est beaucoup plus rapide, beaucoup plus sûr et infaillible que la conscience claire ; on ne peut pas expliquer ce phénomène ... quand nous arrivons dans la zone du front, nous sommes devenus des hommes-bêtes*[185]. Le Bardamu de Céline, lui, était plus prosaïque : *Depuis quatre semaines qu'elle durait, la guerre, on était devenus si fatigués, si malheureux, que j'en avais perdu, à force de fatigue, un peu de ma peur en route*[186].

Sollier comparait l'hystérie à un sommeil éveillé. Nous allons visiter avec lui ce prélude à l'hystérie collective noire, brune ou rouge qui allait bientôt gagner toute l'Europe. Nous le ferons à travers les acteurs les plus humbles du drame de la Grande Guerre, les poilus de 14. Nous allons voir avec l'auteur du *Traité clinique de neurologie de guerre* ce que devenaient ces hommes quand leur *vigilambulisme* post-traumatique était hanté de tourments et d'horreurs, comme un sommeil peuplé de cauchemars. Nous allons voir triompher la thèse de Charcot selon laquelle l'émotion est le facteur déterminant de la crise d'hystérie, ce que Sollier allait constater sur le champ de bataille. Alors que le cortex occupait la place prépondérante dans l'hystérie du temps de paix, au point d'escamoter totalement parfois les troubles somatiques sous-jacents, la physiologie dominait dans les accidents hystériques post-traumatiques du temps de guerre, le somatique occultant le psychologique. Il confirmait que le processus mental devenait secondaire et ne prédominait plus. Et même lorsqu'il existait, il ne subordonnait plus les phénomènes somatiques mais se

---

[184] Jünger E., *Journaux de Guerre 1914-1918, Le Boqueteau*, Pléiade, 2008, 314-315.
[185] Remarque E. M., *A l'Ouest rien de nouveau*, Paris, 1929, 63.
[186] Céline, *Voyage au bout de la nuit*, Pléiade, 1978, 29.

produisait de la même manière qu'eux, tout simplement parce que *le processus hystérique atteignait l'écorce cérébrale en même temps que les étages sous-corticaux de l'axe cérébro-spinal*[187]. C'était entrevoir le cheminement cérébral de l'émotion. On décrira plus tard ce phénomène comme le circuit de Papez, du nom de celui qui observa le premier, en 1937, ces interconnexions entre le cortex et l'hypothalamus à travers des faisceaux les reliant à l'hippocampe et au noyau amygdalien. C'était également préfigurer la découverte par Selye, en 1950, des mécanismes neurovégétatifs et endocriniens accompagnant le stress. Ces chocs émotionnels, provoqués par la guerre, avaient des incidences somatiques : sueurs profuses, perturbations de la tonicité des vaisseaux sanguins, anomalies du rythme du cœur et de la pression artérielle, paresthésies, douleurs diffuses, causalgies[188], anomalies des réflexes pupillaires, vertiges, pertes de connaissance, insomnies, asthénie et somnolence diurne, troubles de la mémoire, perte du pouvoir de concentration, accès de terreur ou de culpabilisation, perturbations de l'humeur que nous qualifierions de bipolaires, troubles obsessionnels, syndrome dépressif[189]. Ces observations recoupaient les constatations faites sur les théâtres de guerre par Sollier et d'autres médecins militaires, au début du XXème siècle. Elles n'auraient pas été reniées par Briquet ou Charcot.

Les descriptions laissées par l'auteur du *Traité clinique de neurologie de guerre* sont corroborées par celles, plus récentes, effectuées sur divers théâtres de guerre plus contemporains. Porot[190] les observait chez les sujets les plus frustes et les moins évolués, ou prédisposés par un déséquilibre psychologique antérieur acquis ou inné. Il les interprétait comme un déplacement des syndromes névrotiques vers le somatique, ce que Sollier avait déjà décrit en disant que les soldats au front présentaient plus de manifestations corporelles que de troubles psychologiques, à l'inverse de ce que lui avait montré sa

---

[187] Paul Sollier et al., *Traité clinique de neurologie de guerre,* 542.

[188] Douleur cutanée des extrémités à type de brûlure lancinante accentuée par le moindre contact ou par l'exposition à la chaleur. Neurovégétative, elle est due à la lésion d'un nerf et s'accompagne parfois d'un aspect lisse et luisant de la peau du territoire atteint.

[189] Selye Hans, *The physiology and pathology of exposure to stress. A treatise based on the concepts of the general-adaptatation-syndrom and the diseases of adaptation*, Montreal, 1950. 672-673.

[190] Porot A., *Manuel alphabétique de psychiatrie*, Paris, 1952, 181.

pratique civile. Les agents provocateurs restaient toujours les mêmes : commotions, ensevelissements, attaques meurtrières, déminage, postes exposés, lourdes responsabilités. L'état de stress aigu, tel que les poilus de 14 le subissaient, est considéré aujourd'hui comme l'association des manifestations du stress post-traumatique (souvenirs obsédants, sensation de danger imminent, état stuporeux, agitation) et de symptômes dissociatifs (dépersonnalisation, déréalisation, amnésie, torpeur, détachement, absence de réactivité émotionnelle). Les similitudes sont bien connues entre les troubles psychologiques et psychosomatiques constatés à la suite des accidents de chemin de fer à la fin du XIXème siècle et les troubles anxieux manifestés par les anciens combattants de la guerre de Corée ou de la guerre du Vietnam. Oppenheim ou Charcot avaient tracé le tableau toujours actuel de ces névroses post-traumatiques. Les visages de la guerre changent, pas les souffrances de ceux qui la font.

Freud, Ferenczi et Abraham[191] avaient exposé leur point de vue sur les névroses de guerre au Vème congrès psychanalytique de Budapest en septembre 1918. Après avoir déploré l'abandon par les autorités gouvernementales du projet de créer des stations psychanalytiques (l'armistice avait été signé trop tôt !) et s'être félicités de l'élan imprimé à la psychanalyse par la Grande Guerre, les communications de ces trois auteurs pouvaient se résumer ainsi : les névroses traumatiques étaient dues à un conflit entre le moi pacifique et le moi guerrier ; l'origine sexuelle des conséquences du trauma de guerre était attestée par l'impuissance qui atteignait le combattant blessé ; les symptômes étaient analogues à ceux observés chez les victimes d'accidents survenus en temps de paix (tremblements, inquiétude, vulnérabilité), manifestations régressives d'origine narcissique. Le commotionné du champ de bataille était lui aussi un narcissique qui s'ignorait : *Ces patients refoulent leur sentiment de dévalorisation du fait de leur infirmité en particulier aux yeux du sexe opposé. L'amour*[192] *du dehors qui*

---

[191] Freud S., Ferenczi S., Abraham K., *Sur les névroses de guerre*, Paris, 2010.

[192] *Wer verliebt ist, ist demutig* (qui est amoureux, est humble). Combien de soldats au front avaient leur épouse, leurs enfants, leurs promises qui les attendaient au pays et qui souvent ne les verraient pas revenir. Ces hommes étaient narcissiques ? Mais Freud, qui

vient à leur manquer, ils le remplacent en s'aimant eux-mêmes[193] ; l'existence d'une prédisposition chez certains sujets *labiles surtout sexuellement* décrits comme des homosexuels latents[194] aurait été patente. Il était précisé que ces individus étaient faibles, peureux, passifs, féminins, peu enclins à la vie de famille. Cette propension de Freud à incriminer le sexe à tout propos atteignait son paroxysme dans les explications alambiquées qu'il donnait pour expliquer les rêves au cours des névroses de guerre. En effet, il avait posé comme apophtegme que le rêve était l'accomplissement d'un désir. Or on imaginait difficilement qu'en rêvant des circonstances d'une bataille au cours de laquelle il avait été blessé, le soldat assouvissait un quelconque désir. La contradiction n'était qu'apparente, rétorquait Freud. En effet, les rêves d'angoisse étaient la complétion de désirs illicites et le parachèvement du besoin de se sentir coupable. Ces arguties relevaient de la sophistique la plus élaborée digne d'un Ignace de Loyola, certainement pas d'un médecin compatissant. Elles témoignaient surtout d'une profonde ignorance des conditions de vie au front pour ne pas dire d'un mépris total du combattant.

Avec candeur, Ferenczi revendiquait son désintérêt pour les statistiques jugées par lui très anecdotiques, *seule l'investigation approfondie de cas individuels pouvant conduire à des progrès dans la théorie des névroses*[195]. Il ajoutait que l'impression éprouvée par le praticien était la pierre angulaire du diagnostic. Freud, qui donnait une explication métapsychologique à la névrose traumatique, supposait qu'elle était consécutive à une effraction du dispositif de défense établi par le système nerveux contre les agressions environnementales, son fameux *pare-excitation*. Il ajoutait, affirmation problématique, que l'angoisse préparait à l'effroi et constituait l'ultime ligne de défense du *pare-excitation*. De surcroît, Freud considérait que la commotion libérait chez sa victime un quantum d'excitation sexuelle elle-même génératrice

---

n'en était pas à une contradiction près, affirmait néanmoins péremptoirement que *celui qui aime a pour ainsi dire perdu une partie de son narcissisme ....*

[193] Freud S., Ferenczi S., Abraham K., *Op. cit.*, 55.

[194] Freud S., Ferenczi S., Abraham K., *Op. cit.*, 48.

[195] Freud S., Ferenczi S., Abraham K., *Op. cit.*, 63.

de traumatisme[196]. A l'en croire, la psychanalyse était donc une technique d'introspection impressionniste, à défaut d'être impressionnante. L'explication stéréotypée que fournissaient ces psychiatres pour expliquer les troubles sensitifs présentés par les hystériques l'illustrait parfaitement : ainsi, l'hyperesthésie traduisait la quantité d'attente angoissée que les blessés avaient essayé d'économiser au moment du traumatisme et qu'ils distillaient progressivement à la conscience ![197] Mais comment diable quantifier une attente angoissée ? Vraisemblablement selon la méthode conceptuelle qui permettait de décrire une lésion du moi, une blessure de l'amour-propre, un trauma du subconscient, un délabrement du surmoi, en faisant fi du réel au profit du chimérique. Cet entêtement à plaquer de force une théorie sans fondement scientifique sur la réalité était notoire dans l'interprétation du réflexe de Moro par Ferenczi. Trouvé chez le nourrisson jusqu'à l'âge de trois mois, c'est un réflexe archaïque qui se manifeste lorsqu'on soulève le dos d'un bébé de quelques centimètres au-dessus du matelas à langer pour le laisser retomber. Instantanément quatre phénomènes se produisent : un sursaut, un mouvement d'abduction puis d'adduction des bras et des cris ; ce processus de défense est aussi automatique que le retrait de la main lorsqu'un doigt touche un objet brûlant. Il ne préjuge pas de l'état psychologique de l'enfant. L'interpréter comme une névrose de peur c'était oublier que le système nerveux, comme tout autre organe, perd d'anciennes qualités pour en acquérir de nouvelles, à mesure qu'il croît et mûrit. Cette évolution n'a rien d'hystérique et exclut conversion ou refoulement. Elle implique seulement la myélinisation partielle.

Chez les blessés, les symptômes d'hystérie illustraient cette régression de la personnalité que Sollier décrivait dans *Genèse et nature de l'hystérie* comme un engourdissement des centres corticaux. La grande attaque vue par Charcot et Richer réapparaissait, avec ses phases et leur immuable déroulement. Les anesthésies, les troubles moteurs, les tremblements, les spasmes, les contractures, les paralysies, se rencontraient plus fréquemment que les troubles psychologiques, sauf si le choc

---

[196] Freud S., *Au-delà du principe de plaisir*, Paris, 2010, 85, 86.
[197] Freud S., Ferenczi S., Abraham K., *Op. cit.*, 90.

causal avait touché directement l'écorce cérébrale ou avait été associé à une émotion. Les applications de courants faradiques puissants induits par une bobine de Rhumkorff[198] ne provoquaient aucune douleur et ne modifiaient en rien le tracé du pouls radial enregistré simultanément chez un malade présentant une contracture hystérique de la jambe avec anesthésie superficielle et profonde de tout le membre inférieur. Le point de vue de Sollier avait évolué et s'il considérait toujours l'hystérie comme un trouble physiologique constitutionnel du système nerveux, il n'excluait pas que ce trouble ait pu être acquis. Pour lui, il s'agissait de la faculté pour le système nerveux de *conserver les états dans lesquels il a été momentanément mis, et par conséquent les attitudes physiques ou mentales, correspondant à ces états, tendance résultant d'une plasticité spéciale et d'une réactivité insuffisante pour revenir à l'état normal*[199].

Il examinait ensuite les différentes pathologies rencontrées dans sa pratique de guerre, les commotions, les contractures, les paralysies, le dos courbé (camptocormie), les spasmes, les tremblements, les attitudes vicieuses, le mutisme et la surdi-mutité, les perturbations sensorielles et viscérales, les crises, les asthénies, les troubles trophiques et vasomoteurs.

Les commotions[200]

Les commotions par explosifs impliquaient de multiples facteurs. On considérait deux paramètres simples : d'une part la nature du dispositif explosif (grenade, obus, mines ou bombes), d'autre part la position de la victime par rapport au lieu de l'explosion. Les signes cliniques qui en résultaient n'étaient pas spécifiques. On supposait que les atteintes organiques étaient consécutives au choc et à la brutale décompression, tandis que les désordres fonctionnels des centres nerveux pouvaient être attribués à des phénomènes vibratoires. On évoquait parfois un

---

[198] Générateur électrique qui permet d'obtenir des tensions très élevées à partir d'un courant continu.

[199] Paul Sollier et al., *Traité clinique de neurologie de guerre*, 546.

[200] On admet actuellement un syndrome post-commotionnel associant asthénie, vertiges, céphalées, manque de concentration succédant à un trauma léger ou modéré, peut-être dû à des anomalies biochimiques non déterminées ou à un cisaillement des axones.

dégagement d'oxyde de carbone non seulement au voisinage d'une explosion mais aussi à celui d'une pièce d'artillerie en action dans le local clos d'une casemate. Bien entendu, il fallait également tenir compte du mental et du moral du combattant au moment du choc : un sujet déjà affecté par un long pilonnage d'artillerie par exemple, était plus vulnérable à un stress physique et atteignait le stade d'épuisement plus rapidement. Sollier individualisait les véritables accidents commotionnels avec de graves atteintes organiques comme des hémorragies au niveau de l'axe cérébro-spinal ou des viscères et des troubles de la conscience : perte de connaissance, confusion mentale avec hallucinations, amnésies, agitation. Le blessé pouvait être obnubilé ou au contraire surexcité. Parfois, s'installaient des troubles psychotiques. Dans les suites de ces commotions, l'éventualité la plus fréquente était l'apparition de rêves souvent effrayants en relation avec les évènements vécus sur le champ de bataille. Les troubles somatiques étaient dominés par l'apparition d'une hypotonie du cou, du tronc et des membres. Les réflexes ostéo-tendineux, exagérés, contrastaient avec des réflexes cutanéo-muqueux diminués. Le signe de Kernig[201] était constamment retrouvé. On notait souvent des troubles sphinctériens, une amyotrophie. L'analyse du liquide céphalo-rachidien révélait une hyperlymphocytose et une hyperalbuminorachie[202] qui persistaient après la disparition des autres manifestations neurologiques. Ces symptômes disparaissaient ensuite, notamment au sortir d'un coma. Des séquelles persistaient. Elles se traduisaient essentiellement par un torticolis, une camptocormie[203], une astasie-abasie[204], une chorée ou bien un syndrome cérébelleux. On observait aussi des contractures, simulant un mal de Pott[205], des amyotrophies, des tremblements de type parkinsonien ou des signes de sclérose en

[201] C'est une contracture des membres inférieurs qu'on recherche soit en faisant asseoir le malade, et la position assise est impossible sans flexion des membres inférieurs ; soit en relevant les membres inférieurs complètement étendus et il est alors impossible de les mettre à angle droit sur le bassin. C'est, avec la raideur de la nuque, un des signes physiques du syndrome méningé.
[202] Augmentation du taux d'albumine dans le liquide céphalo-rachidien prélevé par ponction lombaire.
[203] Dos courbé.
[204] Voir note p. 73.
[205] Voir note p. 73.

plaques. Les troubles de la sensibilité étaient associés à ceux de la motricité : les sensibilités profondes et superficielles étaient atteintes. Les avis médicaux étaient partagés pour distinguer les troubles lésionnels des troubles fonctionnels. La composition du liquide céphalo-rachidien qui aurait dû départager les deux camps puisqu'elle objectivait des anomalies cytologiques et chimiques, dans le premier cas, n'était pas suffisante pour créer l'unanimité. Néanmoins, Sollier estimait que le plus souvent, les troubles étaient fonctionnels, ces blessés restant toutefois d'authentiques commotionnés. En revanche, il rangeait dans la catégorie des faux-commotionnés, les victimes d'accidents émotionnels consécutifs à une explosion ou à un choc affectif très violent. Ces sujets, qui n'avaient pas eu de perte de connaissance, manifestaient des réactions à type de cris, de tremblements, de convulsions évoluant soit vers une crise nerveuse avec représentations effrayantes, soit vers le mutisme, la surdité, la cécité, l'aphonie ou le bégaiement. Ces accidents appartenaient à la catégorie banale des névroses émotionnelles. Elles n'entraînaient chez les victimes qu'une asthénie physique et mentale avec une incapacité de travail plus ou moins longue. Il en résultait une hyperémotivité et une hypersensibilité au bruit notamment. Toutefois, on voyait aussi s'installer des états de confusion mentale ou des états seconds hystériques avec sommeil léthargique pouvant durer plusieurs semaines. Si des circonstances aggravantes, comme des contusions consécutives à la chute de matériaux ou à des ensevelissements, majoraient le stress infligé au blessé, des troubles moteurs commotionnels apparaissaient et s'installaient, entraînant, par exemple, des attitudes de dos courbés consécutives à une contusion vertébrale. Sollier considérait qu'il existait un lien entre les manifestations hystériques que présentaient le vrai commotionné, le simple accidenté contusionnel et le faux-commotionné. Le premier cas correspondait à de l'hystérie brute où dominait l'élément organique. Le second dépendait à parts égales du somatique et du psychologique. Le dernier enfin faisait la part belle au psychologique. Or des études portant sur les conséquences des chocs physiques et psychiques avaient montré qu'ils déterminaient des lésions identiques du cerveau, des capsules surrénales, du foie et une modification de l'acidité du sang. Ces perspectives avaient ancré Sollier dans sa conviction que l'hystérie était un trouble essentiellement physiologique. Suivant les conditions dans lesquelles il survenait[206], les phénomènes somatiques et psychologiques prédominaient et s'associaient dans des proportions variables. Il n'hésitait pas à affirmer que les manifestations purement fonctionnelles de l'hystérie reproduisaient les caractères observés par Charcot, mais sous une forme spontanée, libérée des affects psychologiques qui la maquillaient habituellement. Cela prouvait que l'hystérie pouvait être d'origine purement somatique, sans interposition d'un processus psychologique quelconque, conscient ou subconscient, entre le trauma et les troubles consécutifs. Les théories psychologiques de l'hystérie étaient donc insuffisantes pour expliquer tous les cas. Seule une interprétation physiologique applicable à l'hystérie de cause physique comme à l'hystérie de cause morale[207] pouvait expliquer ce phénomène. Il soulignait l'obsolescence du terme même d'hystérie devenu totalement étranger aux manifestations qu'il désignait mais conseillait de le conserver quand même par commodité.

Le traitement devait débuter précocement pour être efficace, au besoin dans les premières ambulances du front, particulièrement pour les fausses commotions émotionnelles, l'objectif prioritaire étant de prévenir l'instauration d'une inhibition du système nerveux par atonie fonctionnelle. Il fallait mettre le sujet courbatu, meurtri ou trémulant au repos, tout en stimulant sa mémoire et son attention, tout en mobilisant ses membres et en rééduquant ses fonctions motrices, tout en éveillant ses fonctions d'audition et de phonation.

Les contractures

Les contractures[208] étaient à l'hystérie ce que le tremblement était au Parkinson ou les convulsions à l'épilepsie. C'en était

[206] Paul Sollier et al., *Traité clinique de neurologie de guerre*, 565.
[207] Paul Sollier et al., *Traité clinique de neurologie de guerre*, 568.
[208] Il est vraisemblable que certaines de ces contractures étaient des myotonies peut-être consécutives à une pathologie des canaux ioniques dont certaines manifestations sont déclenchées par l'exercice physique, les chocs émotionnels, l'alcool, conditions souvent réunies chez les soldats au combat.

presque le marqueur spécifique et quasi-constant. Elles surgissaient brutalement ou rapidement et se présentaient comme une rigidité importante et invincible, contrairement aux contractures organiques qu'on parvenait à vaincre plus facilement. Pour Sollier, elles représentaient 56 % des troubles fonctionnels. C'était l'époque où l'hypothèse d'une double fonction spécifique au muscle strié permettait de distinguer d'une part une activité myofibrillaire, régulée par des voies efférentes et afférentes cérébro-médullaires, assurant le raccourcissement clonique du muscle, d'autre part une activité sarcoplasmique, permettant le raccourcissement tonique, et dépendant du système sympathique avec constriction vasculaire. Cette théorie de l'intervention du système neurovégétatif dans la contraction musculaire, abandonnée depuis, apportait à Sollier un argument supplémentaire pour étayer ses propres conceptions. Comme seul le sarcoplasme était concerné dans la contracture, cela en faisait un phénomène purement sympathique et fonctionnant hors du contrôle du système cérébro-spinal et, bien entendu, de la volonté. Les contractures entretenues par la douleur pouvaient être de nature hystérique. L'existence d'anesthésie à topographie segmentaire, en chaussette, en botte, en manchette, en gigot, dénonçait leur véritable nature, ces contractures ayant été souvent aggravées par des manœuvres d'assouplissement à visée thérapeutique. Enfin, dans les contractures hystériques, les antagonistes des muscles atteints étaient intéressés, contrairement à ce qui se passait dans les contractures des autres types. Les contractures paratoniques correspondaient à un stade à mi-chemin de la contracture et de la paralysie flasque. Le membre touché avait un aspect figé. Pour Sollier, cela était dû à une anesthésie profonde de la sensibilité articulaire et musculaire associée, du reste, à une anesthésie au chaud et aux vibrations. L'hyperhydrose était fréquente. Le traitement reposait sur la mobilisation forcée et sur les excitations faradiques sensitives. Même les attitudes correspondant à des contractures antalgiques réflexes, celles qui n'intéressaient que l'arc réflexe et sa réponse musculaire, pouvaient être en réalité de nature hystérique. Elles correspondaient alors non à une contraction mais à une position dont la moindre variation déclenchait la douleur, elle-même consécutive aux troubles trophiques dus à l'immobilisation. Babinski se trompait en les considérant comme réflexes[209] car elles guérissaient aisément par l'isolement ou une légère mobilisation. Quant aux contractures hystéro-traumatiques, elles étaient caractérisées par leur globalité et leur association avec des troubles de la sensibilité. En effet, tous les muscles étaient intéressés, agonistes et antagonistes, avec prédominance du groupe le plus fort, et encore, pas toujours. Elles n'empêchaient pas quelques mouvements, elles les empêchaient tous. L'importance des troubles de la sensibilité était ici encore, cruciale. Comme toujours chez les hystériques, ils étaient globaux, sans rapport avec aucun contingent nerveux. Ils ne correspondaient en aucune façon avec la distribution radiculaire ou périphérique du nerf et s'interrompaient nettement suivant une ligne circulaire, à une certaine hauteur du membre. La contracture hystérique ne cédait pas dans le sommeil naturel, par contre elle se résolvait sous l'anesthésie au chloroforme. Quand on la réduisait, un tremblement apparaissait. Sollier avait enregistré un graphique de ce pseudo-clonus[210] pour tenter, sans succès, de distinguer les tremblements organiques des tremblements fonctionnels.

La perte de représentation motrice du membre concerné était également symptomatique des contractures hystériques ou hystéro-traumatiques. Elles guérissaient, à condition d'être traitées précocement. Leur thérapeutique reposait sur la mobilisation manuelle journalière, entreprise d'emblée, chez un blessé mis au repos au lit et soumis à l'isolement. Il ne fallait tenir aucun compte des éventuelles douleurs manifestées par le malade, pas plus que de la survenue éventuelle de crises d'hystérie et ne jamais oublier la tendance systématique chez ces malades à l'automatisme, à l'indifférence vis-à-vis des soins qui leur étaient prodigués et au désintérêt pour leur éventuelle guérison. Dès que le patient parvenait à réduire de lui-même ses contractures, il fallait entamer la rééducation motrice. Celle-ci se faisait progressivement en veillant bien à ne pas provoquer de fatigue, elle-même génératrice de contractures. Les

---

[209] Babinski J., Froment J., *Hystéro-pithiatisme & troubles nerveux d'ordre réflexe*, Paris, 1917, 100.

[210] Contractions successives provoquées par la traction brutale d'un muscle.

mouvements devaient être correctement effectués pour éviter toute attitude vicieuse se substituant à la contracture. Il fallait lutter contre la mise en action réflexe des muscles antagonistes, au besoin en les tétanisant avec un courant faradique. Il fallait être attentif à corriger l'incoordination et la maladresse des premiers mouvements.

Lorsque ces contractures perduraient, elles entraînaient diverses complications : troubles trophiques cutanés, décalcifications, bien visibles sur les radiographies, cyanose, hyperhydrose, amyotrophie. Déjà signalées par Charcot, les rétractions musculaires et fibro-tendineuses étaient fréquentes. Elles pouvaient nécessiter des interventions chirurgicales dont les résultats n'étaient pas toujours heureux. Le pronostic était donc réservé surtout en ce qui concernait les contractures avec troubles trophiques.

Les paralysies

Les paralysies observées par Sollier pendant la guerre ressemblaient à celle du temps de paix, à l'exception des paralysies globales de la main et du pied et des paralysies flasques, avec troubles vasomoteurs et trophiques, plus fréquentes chez les combattants que les habituelles monoplégies, paraplégies, hémiplégies flaques de la pratique civile. Alors que les contractures étaient rencontrées chez plus de la moitié des commotionnés, ce chiffre tombait à 19% pour les paralysies. Les causes étaient identiques : commotion par explosion avec intense facteur émotif, ensevelissement, choc, compression. L'agent provocateur des paralysies c'était l'inhibition alors que pour la contracture, c'était la douleur. Sollier estimait que l'état du muscle au moment du choc déterminait le type d'atteinte : si le muscle était en état de relâchement au moment du choc, cela entraînait une paralysie. Dans le cas contraire, c'était une contracture qui apparaissait. Il attribuait une grande importance au point d'impact du coup inhibiteur et avait observé qu'un heurt à la racine du membre supérieur provoquait une paralysie flaque alors que le même au bout des doigts entraînait un raidissement du bras. Bien entendu, l'état émotionnel du sujet était déterminant, sa propre évaluation de la gravité de ses blessures, qu'il avait tendance à majorer, amplifiant ses symptômes. Ici, contrairement à ce qui se produisait dans la contracture, c'était surtout la sensibilité qui était perturbée. Le système sympathique participait à ce dérèglement, suscitant des troubles trophiques responsables de déformations irréversibles. Pour Sollier, il ne faisait aucun doute que les manifestations qui succédaient à un choc commotionnel ou émotionnel correspondaient à des phénomènes hystériques au sens physiologique du mot. Ce qui différenciait les symptômes c'était l'étage *de l'axe cérébro-spinal : moelle, centres sous-corticaux ou écorce cérébrale,* atteint par *l'agent inhibiteur*. Si la moelle seule était concernée, on avait des troubles sensitifs, moteurs, et à un moindre degré, végétatifs. Ces derniers étaient plus importants lorsque l'atteinte était bulbo-protubérantielle et sous corticale, les déficits sensitifs et moteurs étant, bien entendu, toujours prédominants. Lorsque le choc avait porté sur le cortex, ces anomalies du système nerveux autonome étaient moindres ou totalement absentes quand la paralysie était d'origine purement émotionnelle et *accompagnée de phénomènes de sentiment ou de représentation*[211]. Ici encore, il se heurtait aux conceptions de Babinski pour lequel les troubles vasomoteurs étaient absents chez les hystériques. Sollier objectait qu'un membre rendu inerte par inhibition des centres moteurs et sensitifs était fatalement atteint de perturbations végétatives. Il contestait également l'interprétation que l'inventeur du mot pithiatisme donnait à ces impotences fonctionnelles succédant à des impotences réelles guéries. En effet, Babinski y voyait de la simulation alors que Sollier les interprétait comme la perte de la représentation du mouvement par le sujet[212]. Les paralysies flasques hystériques et hystéro-traumatiques, outre leur flaccidité, étaient toujours globales, toujours associées à des anesthésies, parfois à des troubles vasomoteurs, trophiques et

[211] Paul Sollier et al., *Traité clinique de neurologie de guerre,* 636.

[212] On sait depuis l'emploi de la microstimulation corticale en 1960, que ce sont les mouvements organisés et non des muscles différents qui sont représentés par les neurones moteurs du cortex. Cette activité des neurones moteurs corticaux codant des mouvements et non des muscles individuels a été confirmée par la découverte qu'un seul neurone cortical possède des synapses avec plusieurs groupes de neurones moteurs médullaires. Par ailleurs, comme le pressentait Sollier quand il parlait de perte de la représentation d'un membre, l'activité des neurones du cortex prémoteur, se déclenche bien avant le début de l'exécution effective du mouvement.

sécrétoires. A ces phénomènes s'associaient des crises convulsives, des spasmes, diverses manifestations hystériques et des complications comme les différentes déformations ostéo-articulaires. Babinski prétendait que les anesthésies hystériques étaient obtenues par suggestion. Il n'en restait pas moins que cela n'était possible que chez les hystériques. Le traitement était relativement aisé lorsque le choc était seulement commotionnel et émotionnel ou uniquement émotionnel, et la paralysie indolore. Le réveil de la sensibilité, par la torsion des articulations, la mobilisation forcée, la rééducation, la faradisation[213] cutanée, suffisait. En revanche, lorsque le traumatisme causal portait sur la racine d'un membre, lorsqu'une douleur se manifestait, lorsque apparaissait une contracture antalgique, il fallait recourir à des bains chauds, ou à de l'air chaud, à des frictions et à des massages. La faradisation cutanée occupait une place importante dans cet arsenal thérapeutique. On la pratiquait soit en augmentant progressivement l'intensité, soit en appliquant en divers points du membre paralysé un courant galvanique intense qui faisait réagir le malade et lui montrait que le mouvement qu'il croyait impossible pouvait s'effectuer. On le forçait ensuite à reproduire ce mouvement par un entraînement immédiat et intensif. C'était le *torpillage*, méthode *algogène* inventée pas Clovis Vincent et qui revenait à provoquer au moyen de tampons galvaniques rapprochés d'intenses et brèves secousses électriques douloureuses sur divers points du corps[214]. Sollier pensait que l'efficacité de cette thérapeutique confirmait l'hypothèse selon laquelle le retour de la sensibilité et des mouvements qu'elle provoquait permettait au malade de prendre conscience de sa capacité à ressentir et à bouger. La rééducation motrice était le complément de ce traitement. Elle devait commencer dès que le blessé ébauchait quelques mouvements de sa propre initiative. Il était impératif que les exercices fussent correctement exécutés : il ne s'agissait pas de boitiller ou de sautiller, de prendre de mauvaises habitudes, mais d'effectuer les mouvements normaux de déambulation. L'isolement pouvait compléter utilement cette thérapeutique.

---

[213] Voir note p. 50.

[214] Potentialisation à long terme (PLT).

Les indications des appareils orthopédiques étaient restreintes et la règle voulait qu'on ne les utilisât pas. Le problème de la simulation se posait quelquefois. Mais il ne fallait pas oublier que : *Les caractères des troubles fonctionnels hystériques ou hystéro-traumatiques sont aussi précis, aussi déterminés que ceux des affections organiques*[215]. Sollier, pour démasquer les simulateurs, attachait une grande importance à la flaccidité du membre atteint arrivant sur le lit avant le membre sain lorsque, après les avoir soulevés tous deux, on les laissait retomber ensemble, à l'absence de réaction de défense en cas de stimulus douloureux et à l'abolition des mouvements instinctifs pendant le sommeil. Il jugeait également indispensable d'observer le sujet à son insu pour surprendre d'éventuels mouvements coordonnés et complets incompatibles avec son état présumé.

Les dos courbés ou *camptocormie*

Cette anomalie posturale est définie actuellement comme une cyphose lombaire progressive. Pendant la première guerre mondiale, on parlait de syndrome des éboulés, de cyphose traumatique, de cintrage, de camptorachis, de camptocormie. Sollier reconnaissait quatre causes à cette anomalie posturale : une blessure de la région dorso-lombaire provoquant une contracture antalgique immobilisant le tronc dans l'attitude de la flexion en avant ; une simple contusion avec lésions vertébrales lors d'un ensevelissement dans un éboulement ; une commotion par explosifs sans blessure ni contusion réalisant *le type le plus pur de la contracture névropathique, hystéro-traumatique* ... ; enfin, le faux-dos courbé, attitude vicieuse acquise par le blessé prenant appui sur deux cannes au cours de la rééducation des contractures ou des paralysies des membres inférieurs. Le diagnostic différentiel reposait sur l'examen clinique minutieux de la sensibilité et sur la radiographie qui pouvait détecter la présence d'un corps étranger ou l'existence d'une lésion vertébrale organique. Bien entendu la décision thérapeutique était prise sur les données diagnostiques. Le dos courbé de nature hystérique présentait des particularités qui permettaient de le distinguer des autres *camptocormies* : le

---

[215] Paul Sollier et al., *Traité clinique de neurologie de guerre*, 661.

bassin était basculé, comme maintenu en flexion sur les cuisses, quelle que soit la position. Cette flexion pouvait même être accentuée dans les limites physiologiques. En revanche, l'extension était impossible si bien que le tronc était projeté en avant en cas d'accentuation de la flexion. Dès lors le centre de gravité était tellement porté en avant que le sujet tombait à moins de se servir de cannes. Le rachis n'était pas incurvé mais rectiligne. La tête était en hyperextension. En position debout, les membres inférieurs étaient légèrement fléchis. Lorsque le sujet était assis, ses jambes étaient repliées sous sa chaise, le tronc en antéflexion, les mains posées sur les genoux. Lorsqu'il était couché, il adoptait la position en chien de fusil. Pour matérialiser ces manifestations et se procurer un moyen de démasquer les simulateurs, Sollier avait *recherché les variations de la courbe respiratoire sous l'influence du redressement volontaire du tronc*[216]. Il notait une corrélation entre la pénibilité de l'effort exigé du malade et le rythme et l'amplitude de ses mouvements respiratoires. Si l'on insistait, la respiration s'accélérait, perdait de l'amplitude ou s'interrompait. Le malade vomissait, présentait de vifs soubresauts, échappait à la contention qu'on lui imposait et se retrouvait dans la posture qu'il prenait auparavant, souvent accentuée. D'autres tentatives de redressement se soldaient souvent par une crise hystériforme. Les tentatives de torpillage produisaient de temps en temps des effets inattendus, le sujet passant de la position cintrée à l'opisthotonos[217]. Les méthodes brusquées étaient donc inadaptées à la rééducation de ces cas. Il fallait procéder graduellement : repos au lit, isolement et mobilisation forcée en portant sur toutes les parties du corps. Le but était d'éviter que le malade ne fasse des mouvements de compensation avec d'autres groupes musculaires. Ce premier stade franchi et le redressement du tronc accompli, il fallait concentrer tous les efforts sur le maintien des stations debout et assises et tout particulièrement sur la récupération de la marche.

---

[216] Paul Sollier et al., *Traité clinique de neurologie de guerre*, 671.

[217] Contracture généralisée atteignant les muscles extenseurs avec renversement en arrière du corps, en arc de cercle.

Les états spasmodiques

Proches de la contracture dont ils n'étaient finalement que la forme passagère, les spasmes succédaient fréquemment à la paralysie flasque. Ils constituaient un stade intermédiaire avant la guérison. Il était même vraisemblable qu'ils précédaient les contractures, celles-ci n'étant que l'ancrage du spasme en un point particulier. C'était ce qu'on voyait chez les combattants soumis à d'intenses pilonnages d'artillerie : des spasmes douloureux gagnaient toute leur musculature et si on laissait évoluer ce phénomène, les contractures s'installaient au niveau de divers groupes de muscles. Les spasmes étaient généralisés ou localisés. Généralisés, ils succédaient à une violente commotion. La victime recroquevillée évitait de bouger car le moindre mouvement réveillait des douleurs, une difficulté à respirer, des sueurs profuses et une importante asthénie. L'hyperesthésie était la règle particulièrement au niveau de la tête et du rachis et, paradoxalement, on trouvait parfois des anesthésies cutanées diversement réparties. Les réflexes ostéo-tendineux étaient vifs. La moindre tentative de mobilisation déclenchait des mouvements cloniques ou des fasciculations[218] musculaires. Même lorsque les spasmes étaient généralisés, ils prédominaient en certains points pouvant prendre diverses apparences : des secousses, des trépidations, des tremblements spasmodiques, des soubresauts ... Et lorsqu'ils guérissaient, on constatait leur persistance en certains points souvent variables à la fois dans leur localisation et dans leur nature. Les spasmes localisés étaient soit permanents, soit intermittents et, dans cette dernière éventualité, souvent intentionnels. Il en était ainsi de l'hémispasme facial glosso-labié qui s'exacerbait quand le malade parlait ou tirait la langue, ou du spasme du peaucier qui n'apparaissait que lors de la parole et diffusait à toute la face s'accompagnant d'un bégaiement. Des spasmes se voyaient également dans les suites des paralysies et des contractures. Sollier l'expliquait par l'incapacité du convalescent à bien maîtriser les mouvements de contraction et de relâchement de

[218] Contractions involontaires des faisceaux musculaires isolés d'un gros muscle, visibles sous la peau.

ses muscles. Cette incapacité se traduisait par un nystagmus[219] dans les suites d'une contracture de la musculature extrinsèque de l'oeil, par un bégaiement après un mutisme, par une toux due à la contracture des muscles du thorax, par des anomalies de la marche succédant à une contracture des muscles du membre inférieur. En l'occurrence le spasme traduisait plutôt un état de meiopragie[220] musculaire qu'une hyperexcitabilité. On distinguait trois formes de spasmes : myocloniques, rythmés et trépidants. Les myoclonies étaient rares. Atteignant les épaules ou les jambes, elles étaient caractérisées par des secousses involontaires brusques, 50 à 60 par minute, siégeant asymétriquement au niveau de l'ensemble ou d'une partie d'un membre. L'immobilisation du membre atteint déclenchait des soubresauts sur un autre segment du membre. Des anomalies de la sensibilité étaient fréquentes, à type d'anesthésie ou d'hyperesthésie. La mobilisation forcée alternant avec l'immobilisation finissait par faire disparaître les contractions mais souvent au prix de douleurs, de crises convulsives, de vertiges et d'une obnubilation proche d'un état d'hypnose. Les spasmes rythmés atteignaient surtout les membres supérieurs, de façon unilatérale ou bilatérale. Le bras présentait brutalement des mouvements d'extension et de flexion. D'autres muscles participaient à ce phénomène comme les trapèzes, les muscles du cou et de l'abdomen. Au membre inférieur, on observait des mouvements de pédalage. Les mouvements de salutation du tronc et d'oscillation de la tête faisaient partie du tableau de la maladie des spasmes rythmés. On parlait alors de chorée rythmée. L'émotion amplifiait ces troubles qui n'avaient aucun caractère intentionnel. Par contre, les formes trépidantes, elles, étaient intentionnelles et intermittentes. Les dysbasies[221] survenaient à la suite des commotions par explosifs. Elles étaient caractérisées par une incapacité à marcher ou à se tenir debout qui contrastait avec des mouvements normaux des membres inférieurs en décubitus ou en position assise. Si on obligeait le malade à se lever, il oscillait, élargissait son

---

[219] Successions d'oscillations rythmiques, involontaires et conjuguées des globes oculaires, se manifestant plus fréquemment dans le regard latéral.

[220] Diminution de la capacité fonctionnelle d'un ou plusieurs muscles.

[221] Trouble de la marche qui est, soit ralentie, petits pas, soit précipitée, tachybasie.

polygone de sustentation[222], écartait les bras comme des balanciers, s'accrochait là où il pouvait. Les troubles de la sensibilité étaient pratiquement inexistants. La forme saltatoire[223] était très spectaculaire, le malade progressant par bonds, les jambes raidies et accolées l'une à l'autre, comme pour une course en sac. Le diagnostic était évident, la détermination d'une éventuelle organicité l'était moins. Si les lésions médullaires étaient diagnostiquées sur la présence ou l'absence des troubles réflexes qui les caractérisaient, il était moins facile de déterminer la responsabilité de névrites, de myosites, de cicatrices douloureuses ou de chéloïdes plantaires. Le pronostic était favorable. Néanmoins, parfois, la guérison se faisait attendre. Elle reposait pour l'essentiel sur l'alitement et l'isolement. On leur adjoignait des douches chaudes et des bains tièdes. La mobilisation était instituée dès les premiers signes de la levée du spasme, de façon douce et progressive si le spasme était douloureux. S'il ne l'était pas, la mobilisation, toujours manuelle, était plus active. Les mouvements forcés de grande amplitude étaient recommandés. Les massages ne l'étaient pas du tout. La lenteur des progrès garantissait la pérennité de la guérison.

Les tremblements

Intermittents ou continus, localisés ou généraux, réguliers, irréguliers, lents ou rapides, les tremblements[224] avaient en commun un caractère rythmique et oscillatoire autour d'un point d'équilibre. Chez les blessés de guerre, ils prenaient deux aspects bien déterminés. Soit ils représentaient la seule et unique manifestation névropathique, soit ils faisaient partie de symptômes associés à d'autres névropathies. Ils pouvaient suggérer un diagnostic de maladie de Basedow, de paralysie générale, de paraplégie spasmodique, de sclérose en plaques ou de maladie de Parkinson. Le tremblement monosymptomatique était généralisé, de faible amplitude, saccadé, tressautant. Le

[222] Voir note p. 75.

[223] Forme caractérisée par des sautillements, des soubresauts comme dans la danse de Saint-Guy.

[224] Le tremblement physiologique consécutif au stress correspond à un état d'hyperactivité adrénergique. Il est à la fois de haute fréquence et de faible amplitude.

sujet était angoissé, ses paroles hachées. La moindre émotion exacerbait ses troubles et il cherchait à s'isoler. Son hyperémotivité était extrême et s'accompagnait de réactions vasomotrices intenses. Le tremblement associé était en général d'origine commotionnelle. Il n'était pas intentionnel mais, dès qu'on essayait de l'entraver là où il se produisait, il réapparaissait au niveau d'un autre segment de membre. Il accompagnait fréquemment les spasmes et les contractures, ou les paralysies et les crises convulsives de nature hystéro-traumatique. Ce tremblement pouvait affecter la tête, avec des mouvements de salutation, de négation associés à un nystagmus[225]. Aux membres, il était unilatéral, associé à une diminution de la force musculaire segmentaire, à une contracture et à une anesthésie. Le diagnostic différentiel pouvait se poser avec la maladie de Basedow, le Parkinson, la sclérose en plaques. Et, malheureusement, les enregistrements graphiques n'étaient pas d'un grand secours pour asseoir le diagnostic, car, d'après Sollier, *aucune forme spéciale, aucun caractère graphique ne permettent de distinguer les tremblements organiques des fonctionnels*[226]. Le pronostic restait réservé quant à la durée du tremblement. La curabilité était accessible mais parfois après un long délai. Cette guérison reposait avant tout sur l'isolement, le repos au lit. L'hydrothérapie était un bon adjuvant. De petits travaux manuels, la vie au grand air, étaient préférables aux exercices physiques même modérés.

Les attitudes vicieuses

La guerre leur avait donné une acuité particulière. La fréquence et la diversité des traumatismes avaient entraîné des séquelles fonctionnelles rarement observées en temps de paix. Ces attitudes anormales occasionnaient des impotences par propagation, l'incapacité d'utiliser quelques doigts de la main, par exemple, suscitait la paralysie de toute la main, ou bien par inutilité, la capacité d'effectuer un geste utile étant hors d'atteinte, le blessé y renonçait. Ces manifestations justifiaient

---

[225] Voir note p. 100. Le nystagmus supposait ici l'existence d'une atteinte du cérébro-cervelet.
[226] Paul Sollier et al., *Traité clinique de neurologie de guerre*, 710.

la rééducation par un moniteur. Sollier faisait la distinction entre les attitudes par appréhension, par habitude, par faiblesse ou par simulation, comportements qualifiés par Babinski de pithiatique. Il prenait une position diamétralement opposée. Pour lui, il s'agissait de conduites purement psychiques et susceptibles de bénéficier d'une psychothérapie persuasive. Ces agissements ne relevaient pas de l'hystérie *au cours de laquelle les phénomènes dits pithiatiques sont les plus rares, les moins marqués, les plus accessoires*[227]. On ne saurait être plus explicite. Cette réflexion résumait l'originalité de sa démarche nettement différente de celle de ses collègues neurologues ou aliénistes. Il en tirait la conséquence thérapeutique logique : convaincre le blessé de sa capacité à retrouver l'usage du membre lésé et ensuite l'éduquer, l'entraîner, stimuler ses automatismes en faisant appel à sa concentration pour répéter correctement le geste enseigné. Parfois, la chirurgie était nécessaire pour pratiquer une ténotomie, une arthrodèse. On recourait en dernier ressort à l'orthopédie pour appareiller un membre avec une prothèse. Mais, en général, il fallait plutôt encourager le blessé à abandonner les cannes et les béquilles au profit d'une rééducation précoce.

Le mutisme, le *mutisme-inaudition* (surdi-mutité) et les autres troubles sensoriels

Exception faite des atteintes organiques des centres corticaux ou des nerfs de la phonation, le mutisme était pour Sollier une atteinte fonctionnelle de la phonation qui se manifestait de trois façons : mutisme complet, aphonie et bégaiement. Il pouvait exister une affection laryngée banale, un trauma buccal ou cervical, une commotion, et c'était souvent le cas, un violent choc émotif isolé ou concomitant à celle-ci. L'état moral de l'individu était déterminant et l'on imagine aisément qu'un combattant, du fond de sa tranchée, fût déprimé, angoissé, cette dernière expression retrouvant son véritable sens de gorge serrée. Le soldat progressant courbé en deux, la tête rentrée dans les épaules ou rampant dans le no man's land, la peur aux tripes, retenant son souffle, osant à peine chuchoter, on

227 Paul Sollier et al., *Traité clinique de neurologie de guerre,* 712.

comprend qu'il ait éprouvé des troubles du langage consécutifs à l'inhibition et à la contracture provoqués par un stress monstrueux. Au début, souvent au sortir d'un évanouissement, le blessé s'apercevait qu'il ne pouvait plus émettre un mot. Non seulement il était privé de parole, mais il ne pouvait ni esquisser la mimique qui aurait dû l'accompagner, ni mobiliser sa langue dans sa bouche. Il continuait à entendre, à lire, à écrire. Le laryngoscope constatait une immobilité des cordes vocales. La déglutition était difficile. Le voile du palais et le pourtour de la bouche étaient insensibles, mais parfois l'anesthésie s'étendait au cou, à la face antérieure du thorax, à la nuque, à une portion du crâne. Ce syndrome, différent d'une aphasie motrice pure ou d'une dysarthrie, était accompagné de troubles respiratoires, respiration courte, de peu d'amplitude. Le spiromètre confirmait cette nette diminution du volume d'air expiré. Les tracés respiratoires montraient des saccades assez caractéristiques de certains états de crise hystérique. Une période spasmodique succédait à cette phase de paralysie et, par étapes, annonçait la guérison. Le blessé commençait à articuler quelques mots en accompagnant cet effort de mouvements désordonnés de la face et du cou, dans un souffle explosif. Puis, il articulait quelques mots en bégayant, en grimaçant. Tout en récupérant l'articulée des voyelles et des consonnes, il émettait ensuite des sons rauques, toussait, retrouvait, par instants, une voix claire contrastant avec le chuchotement habituel. La mastication, la déglutition, la mobilité de la langue revenaient. Le laryngoscope corroborait l'amélioration en observant la mobilité des cordes vocales qui redevenaient jointives. La respiration à la période spasmodique était surtout thoracique et correspondait à une contraction permanente du diaphragme. A l'anesthésie succédait une hyperesthésie. Parfois des formes atténuées ou associées se manifestaient. Ainsi certains mutismes réagissaient bien à la psychothérapie et à la stimulation sensorielle et motrice. On voyait aussi des bégaiements d'emblée le plus souvent d'origine émotionnelle. L'aphonie pouvait survenir sans délai. Elle était souvent consécutive à une inflammation des muqueuses oropharyngées qui entraînait une paralysie des muscles de la phonation, inhibition qui perdurait chez les hystériques. Les associations les plus souvent observées chez ces traumatisés, étaient celles du mutisme et de la surdité[228]. Communes chez les combattants, elles étaient exceptionnelles en pratique civile. Elles résultaient toujours d'une commotion. Bilatérales, totales, paradoxales, elles étaient égales pour tous les bruits qu'ils soient graves ou aigus, peu ou très intenses. Il s'agissait d'une cophose[229] qui disparaissait durant le sommeil naturel et surtout hypnotique, pendant lequel la voix chuchotée était la mieux perçue. Le comportement de ces malades était bien différent de celui des sourds. En effet alors que ceux-ci tendaient l'oreille et se rapprochaient de l'interlocuteur qui leur adressait la parole, l'*inauditif*[230] le contemplait fixement comme s'il ne possédait plus d'oreilles, attitude analogue à celle du paralysé hystérique qui paraissait avoir oublié son membre immobilisé. L'exploration de la sensibilité mettait en évidence une anesthésie du pavillon de l'oreille, de la région temporale de la mastoïde et du conduit auditif. Le psychisme pouvait participer à ces phénomènes. Une asthénie, un manque de concentration, un affaiblissement de l'attention et de la mémorisation, un dédoublement de la personnalité étaient communs dans les cas les moins sévères. Mais parfois le *vigilambulisme*, une réduction du champ de la conscience, une amnésie, un état second[231] rattachaient certains cas à la description classique de l'hystérie. Sollier y voyait une fois de plus l'illustration des phénomènes d'inhibition et d'arrêt spécifiques de l'hystérie. Le traitement reposait au début sur le repos, le calme et l'alimentation. Il fallait rendre ses forces au blessé avant d'entreprendre la rééducation vocale et auditive qui était complétée par des exercices respiratoires et de la gymnastique générale *en vertu de la solidarité fonctionnelle de*

[228] Les explosions ou les coups de feu provoquent des ruptures du tympan ou des déchirures de l'organe de Corti de l'oreille interne.

[229] Cophose ou anacousie : surdité totale.

[230] Paul Sollier et al., *Traité clinique de neurologie de guerre,* 735.

[231] L'état second se traduisait par la fugue, l'automatisme ambulatoire, avec amnésie antérograde, quelques bribes de souvenir pouvant réapparaître sous hypnose. Au sortir de cet état plus ou moins long, le malade se réveillait effaré, surtout si ses pérégrinations l'avaient totalement dépaysé. La succession répétitive de ces états amenait l'oubli de celui qui l'avait précédé. Comme quelques souvenirs pouvaient persister, il se produisait une sorte de télescopage entre ces différentes séquences d'amnésies et de réminiscences provoquant un dédoublement de la personnalité.

l'organisme[232]. Sollier insistait sur la psychothérapie orientée sur l'attention manifestée et les efforts apportés par le sujet à bien exécuter les exercices de rééducation fonctionnelle qu'on lui indiquait. Cette méthode était pour lui bien distincte du traitement psychique d'ordre logique et intellectuel.

Les troubles fonctionnels de la vision, le plus souvent unilatéraux, comprenaient le rétrécissement du champ visuel, l'héméralopie[233], l'amaurose[234] et l'amblyopie[235]. Ces deux dernières manifestations avaient été observées chez d'anciens hystériques à la suite d'éblouissement consécutif à une explosion, mais aussi après une commotion ou une émotion. Elles étaient accompagnées d'une perte du réflexe photomoteur[236], d'une anesthésie cutanée et muqueuse homolatérale à la perte de la vision ou à la diminution de l'acuité visuelle.

Les troubles viscéraux

Alors qu'en temps de paix, les troubles respiratoires, urinaires et digestifs étaient légion chez les hystériques, on les rencontrait rarement en temps de guerre. Ainsi, sur le champ de bataille, la dyspnée ou la tachycardie étaient plutôt l'apanage des névropathes, toutes deux calmées aisément par la psychothérapie ou, si besoin, par l'isolement. On voyait quelques cas d'incontinence ou de rétention d'urine, de pollakiurie, d'impuissance. On les traitait par injections épidurales, faradisation[237] périnéale et l'isolement. L'anorexie ne se voyait pratiquement jamais, sauf chez des hystériques déjà avérés. Les vomissements étaient plus fréquents et le repas de bouillie bismuthé permettait d'en déceler radiologiquement l'origine spasmodique. La tympanite, ce ballonnement très commun chez les hystériques, survenait souvent chez certains sujets exposés à des commotions violentes.

---

[232] Paul Sollier et al., *Traité clinique de neurologie de guerre*, 741.
[233] Difficulté majeure à voir quand la luminosité est faible.
[234] Diminution de l'acuité visuelle.
[235] Perte totale de la vue sans altération de la rétine ou du nerf optique.
[236] Diminution du diamètre pupillaire par contraction de l'iris lors d'une stimulation lumineuse de l'œil : myosis.
[237] Voir note p. 50.

Les crises nerveuses

La grande attaque de Charcot et Richer, que certains pensaient à jamais disparue avec l'isolement et le dépoussiérage effectué par Babinski et ses élèves, réapparaissait bel et bien avec ses phases immuables, son *automatisme caractéristique … sous l'influence de l'émotion, et sans qu'on puisse invoquer l'imitation, l'autosuggestion ou la suggestion médicale*[238]. On voyait par conséquent se dérouler les quatre phases de l'*hysteria major*[239], épileptoïde, clownesque, passionnelle et délirante. Revenant souvent aux mêmes horaires, elle se terminait par du rire ou des larmes mais, bien entendu, sans morsure de la langue, sans perte des urines, sans stertor[240] ni sommeil consécutif. Sollier était convaincu de la difficulté de simuler la première phase de la crise et s'appuyait, pour l'authentifier et la distinguer d'un véritable épisode comitial, sur l'existence de l'abolition du réflexe pupillaire à la lumière, sur l'absence de réflexe cornéen, sur l'insensibilité de la peau et des muqueuses, sur le déclenchement de contractions musculaires en stimulant certains points du corps pendant la crise. Il tenait compte également des spasmes laryngés, du sentiment de malaise général, de l'inattention, de l'agitation, manifestés par le malade, symptômes avant-coureurs de la crise. Non moins évocatrices de ce *vigilambulisme* qui, pour Sollier, jouait un rôle majeur dans la genèse de l'hystérie, les manifestations vasomotrices (transpiration, pâleur, rougeur, frissons), respiratoires, cardiaques, sensitives, figuraient en bonne place. Quant à la stupeur manifestée par le sujet, encore prisonnier de son rêve éveillé, au sortir de sa crise, c'était pour l'auteur, un argument de plus en faveur de l'hystérie. Et si le diagnostic était encore hésitant, notamment dans certaines formes cliniques partielles ou atypiques, dans la petite hystérie notamment,

---

[238] Paul Sollier et al., *Traité clinique de neurologie de guerre,* 751.

[239] La grande hystérie se caractérisait par des prodromes d'excitation nerveuse accompagnés de hoquet, de nausées, de tremblements et de sensation de boule épigastrique. Venaient ensuite les trois phases : la période épileptoïde avec convulsions toniques puis cloniques suivies de résolution, la période de clownisme avec ses grands mouvements désordonnés, ses contorsions, sa contracture du corps en arc de cercle, ses cris aigus. Ensuite, la période des attitudes passionnelles accompagnait ou précédait celle du délire.

[240] Respiration intense, bruyante, accompagnée de ronflements.

l'isolement, en améliorant ou en guérissant le malade, tenait lieu d'ultime arbitre.

Les vertiges

Les commotionnés par explosions, en excluant les atteintes labyrinthiques, présentaient trois sortes de vertiges. Le vertige épileptique, le pseudo-vertige neurasthénique et le vertige hystérique. Ce dernier, extrêmement banal, se manifestait dans deux circonstances : comme signe précurseur d'une crise de convulsions ou comme indice de désinhibition des centres cérébraux. Dans le premier cas, il s'agissait plutôt d'une sensation d'instabilité céphalique ou de titubation qui se terminait par une chute, elle-même annonciatrice de la crise convulsive. Dans le second cas, la crise apparaissait au cours ou au décours des séances de rééducation et elle signait le moment où le cerveau sortait de son engourdissement.

Conclusion

Le neuropsychiatre Paul Dubois, pionnier de la psychothérapie, qui ne croyait pas à l'organicité de l'hystérie, en donnait cette belle définition : *L'hystérie est une actrice en scène, une comédienne, mais ne le lui reprochons jamais, car elle ne sait pas ce qu'elle joue : elle croit sincèrement à la réalité des situations*[241].

Le cerveau est un organe comme les autres, c'est là une vérité que beaucoup sont incapables d'admettre[242]. On pourrait mettre cette phrase de Sollier en exergue de son œuvre. En cela, il s'inscrivait dans la modernité. Charcot avait tracé un tableau clinique de l'hystérie qui brillait *par la netteté de son dessin* et cela tenait *en grande partie au schématisme didactique du maître*[243]. Sollier fut son continuateur, le seul peut-être, car fidèle à la ligne positiviste de son maître, il confirmait la validité d'une démarche tendue vers un seul but : trouver la cause. Il considérait l'hystérie comme un phénomène physiologique correspondant à une réactivité spécifique de certains individus face à certains évènements. *On est hystérique avant d'avoir des accidents hystériques* disait-il. Dans cette optique, le refoulement n'était pas la cause de l'hystérie mais sa conséquence. Pour lui, ces sujets, du fait de leur plasticité spéciale et de leur réactivité déficiente, restaient figés dans l'attitude où le stress les avait laissés. Il interprétait ce phénomène comme un engourdissement du système nerveux aussi bien cortical que tronculaire et médullaire. Cette inhibition

---

241 Dubois Paul, *Op. cit.*, 211.
242 Sollier Paul, *Le mécanisme des émotions*, Paris, 1905, 197.
243 Dubois Paul, *Op. cit.*, 6.

faisait des individus qu'elle atteignait des *vigilambules*, ces dormeurs éveillés déjà dépeints par Charcot. Il attribuait ce phénomène à un état moléculaire des circuits neuronaux correspondant à une représentation ou à une sensation qui ne se dissipait qu'avec la modification de cette configuration biochimique. Il en déduisait que l'accès à certains secteurs de la mémoire ne résultait pas d'un refoulement mais d'une perte de connexions synaptiques.

Ses méthodes thérapeutiques procédaient de cette interprétation originale de l'hystérie. Il fallait sortir le *vigilambule* de sa torpeur en le stimulant (gymnastique, hydrothérapie, électricité), en le raisonnant (traitement moral) et parfois en l'isolant. En imaginant les mécanismes inhibiteurs du fonctionnement cérébral impliqués dans l'hystérie, il ouvrait des perspectives que l'imagerie cérébrale confirmera plus tard. Le premier, il avait compris que l'hystérie n'était pas tant une affection mentale qu'un comportement souvent héréditaire et propre à certains individus. Ceux-ci, lorsqu'ils étaient exposés à un environnement hostile ou à des concepts antagoniques adoptaient des comportements inhabituels mais stéréotypés. Leur cerveau fonctionnait de façon singulière. Enfin, il fut un précurseur de la thérapeutique, notamment. Quand il s'adressait à la motricité, à la sensibilité et au mental de ses patients tant par une sorte de rééducation organique que par la persuasion, il anticipait sur les méthodes de thérapie cognitivo-comportementale.

Pour comprendre combien Sollier se démarquait de Freud, il suffit d'examiner leur définition respective du Moi. Pour l'auteur de *Genèse et nature de l'hystérie*, c'était le sentiment de l'unité de la personne, c'était ce qui donnait du sens à la vie, conception constructive et optimiste. Pour l'auteur du *Traumdeutung*, ce Moi était conflictuel et amphibologique. Il s'opposait au ça inconscient et à l'idéal du moi normatif. Vision destructive et sombre. Freud justifiait son abandon de la piste organiciste tracée par Charcot pour atteindre les sources de l'hystérie par le sentiment de frustration que lui avaient inspirées les méthodes du César de la Salpêtrière. Moqueur, il s'exclamait : *En présence de la crise hystérique, la science anatomique et physiologique du médecin le laisse en l'air. En face d'elle il est incompétent ce qui ne vous plait guère quand on a l'habitude de tenir en haute estime sa propre science. Les hystériques perdent donc la sympathie du médecin. Il les considère comme des gens qui transgressent toutes les lois, tout comme un fidèle considère les hérétiques. Il les juge capables de toutes les vilenies possibles, les accuse d'exagération et de simulation intentionnelles.* La haute estime d'eux-mêmes que Freud dénonçait chez ses collègues concernant leur ego et sur laquelle il ironisait n'était rien à côté de celle qu'il se portait à lui-même et qu'il accordait à ses théories! Pour l'inventeur des topiques, le choc émotionnel, lorsqu'il était associé à une véritable blessure de guerre, avait moins de chance de déterminer une névrose car *le surinvestissement narcissique de l'organe atteint lierait l'excitation en excès*[244]. Ce n'était certes pas ce que pensait Sollier qui considérait *que les hystériques anesthésiques totales sont endormies, c'est-à-dire plongées dans un état de vigilambulisme dont il suffit de les réveiller par un moyen quelconque pour amener la disparition de tous les stigmates et de tous les accidents hystériques*[245]. Le cerveau étant un organe comme les autres, il réagissait comme pouvait le faire un muscle mais à partir de ses fonctions spécifiques : le muscle par des spasmes, des contractures ou une paralysie, le cerveau par un ralentissement de l'intelligence, par des troubles de la mémoire, par une défaillance du jugement. Il soulignait le fait que la nature de l'idée causale du trouble pouvait varier à l'infini mais que le trouble lui-même était toujours identique. Et ce qui importait ce n'était pas la nature de cette idée mais l'importance de la vague émotive qu'elle suscitait. Les dégâts provoqués par ce tsunami affectif résultaient de l'efficacité des digues mentales que lui opposait le sujet. S'il était prédisposé à l'hystérie, plus ou moins névropathe ou simplement hyperémotif, alors elle l'investissait et déployait chez lui ses artifices et sa magie. Et pour le guérir, il ne suffisait pas de détruire l'idée fixe, comme le prétendait Janet, ou même de l'extirper comme Freud l'espérait avec sa catharsis. Non, le médecin devait apprendre au patient à reconnaître et à utiliser par exemple le membre paralysé en lui faisant exécuter des

[244] Freud S., *Au-delà du principe de plaisir*, Paris, 2010, 20.
[245] Sollier Paul, *Genèse et nature …*, 1, 473.

mouvements qui réveilleraient les centres moteurs, ou le raisonner en l'isolant de son environnement habituel pour qu'il retrouve le cheminement d'une pensée autonome. Pour cela il était tenu de bannir la suggestion et de réduire l'hypnotisme à *un rôle tout à fait secondaire*. Il fallait éviter de voir partout *des phénomènes d'ordre psychologique* et renoncer *à cette manière si simple d'expliquer n'importe quoi* en prétendant que *le sujet l'éprouve parce qu'il en a l'idée*[246]. Ce que l'on appellerait maintenant le tout psychosomatique.

On est tenté de voir dans l'interprétation sollièraine du phénomène hystérique non pas la perte du libre-arbitre mais l'incapacité de choisir entre des comportements adaptés à une chronologie et à un environnement donnés. Une multitude d'options décisionnelles s'offre à ces sujets. Ils opteront pour le parti qui correspondra le mieux à l'agent provocateur responsable de leurs symptômes mais à un moment précis détaché du passé. L'hystérique fonctionnerait sur le mode quantique[247] et plusieurs individualités coexisteraient chez lui à un instant donné.

Vouloir expliquer l'activité cérébrale à la lumière des théories freudiennes, est devenu une facétie. En son temps, déjà, Sollier privilégiait un fonctionnement métabolique du système nerveux et parlait de son *agencement moléculaire*. Pour comprendre combien la doctrine du Maître viennois a vieilli, il suffit de se souvenir qu'en 1970, on connaissait cinq ou six neurotransmetteurs et que ce nombre approche désormais la centaine. Il suffit également de dénombrer les nouvelles méthodes d'exploration et de diagnostic que nous ont apportées les potentiels évoqués[248], le scanner, le SPECT[249] ou Single Photon Emission Computed Tomography, le PET scan[250] ou

---

[246] Sollier Paul, *Genèse et nature* ..., **1**, 521, 523.

[247] Voir le Chat de Schrödinger ou comment est-il possible d'être dans plusieurs états à la fois, mort et vivant au même instant par exemple.

[248] Etude des modifications du potentiel électrique produit par le système nerveux lors d'une stimulation externe sensorielle ou cognitive et enregistrée par électroencéphalogramme ou magnétoencéphalographie.

[249] Le SPECT ou Single Photon Emission Computed Tomography emploie des radio-isotopes dont la diffusion est proportionnelle au débit du sang et dont la rétention cérébrale est suffisante pour permettre une imagerie tomographique.

[250] Le PET scan ou Tomographie par émission de positons est une technique d'imagerie médicale permettant de mesurer en 3 D l'activité métabolique d'un organe grâce aux émissions de positons provenant de la désintégration d'une substance radioactive

tomographie par émission de positons, l'IRM fonctionnelle[251], la MEG[252] ou magnétoencéphalographie. Quant aux bases théoriques et pratiques de la thérapeutique de Freud, elles débouchent sur un échec rendu inéluctable par des prémisses originellement spécieuses. Les thérapies cognitivo-comportementales, très proches des conceptions pragmatiques de Sollier, les surclassent nécessairement.

Les adeptes de la psychanalyse mêlent à leur parti pris la volonté et les passions pour se constituer une science à leur goût *car la vérité que l'homme reçoit le plus volontiers, c'est celle qu'il désire*. Et ce désir, cette libido, n'est-il pas l'un des piliers du freudisme ? Qu'elle soit concupiscence de la chair, du savoir ou du pouvoir, la libido ne devrait-elle pas évoquer les doux liens forcenés qui unissent le corps et l'âme plutôt que de se limiter au seul désir sexuel ?

---

injectée auparavant. Cette méthode explore le métabolisme cellulaire : outre la détection des cancers, elle permet de mettre en évidence des régions actives du cerveau lors de telle ou telle activité cognitive.

[251] L'IRM f est une application de l'imagerie par résonance nucléaire permettant d'objectiver indirectement l'activité cérébrale. Elle repose sur l'enregistrement des variations hémodynamiques cérébrales locales lors de la stimulation de ces zones. Cette localisation repose sur l'effet BOLD (Blood Oxygen Level Dependant) conséquence de l'aimantation de l'hémoglobine des hématies.

[252] La MEG est une technique d'exploration qui mesure le champ magnétique induit par l'activité électrique des neurones. Lors de l'épilepsie, notamment, elle permet de détecter les décharges électriques anormales produisant des signaux magnétiques et, couplée à l'IRM, de mieux localiser leur source. Ses applications aux maladies neuro-dégénératives est en plein essor. Elle est également utilisée dans l'étude des potentiels évoqués sensoriels ou cognitifs.

Bibliographie

Babinski J., Froment J., *Hystéro-pithiatisme & troubles nerveux d'ordre réflexe*, Paris, 1917.
Barth Henri, *Du sommeil non naturel, ses diverses formes*, Paris, 1886.
Bernheim Hippolyte, *De la suggestion dans l'état hypnotique. Réponse à M. Paul Janet*. Extrait de la Revue médicale de l'Est, Paris, 1884.
Bizub Edward, *Proust et le moi divisé*, Genève, 2006.
Harrison, *Principes de médecine interne*, Paris, 2006.
Breedlove S. Marc, Rosenzweig Mark R., Watson Neil V., *Psychobiologie. De la biologie du neurone aux neurosciences comportementales, cognitives et cliniques*, Bruxelles, 2012.
Bykov C., *L'écorce cérébrale et les organes internes*, Moscou, 1956.
Camus J., Pagniez Ph., *Isolement et psychothérapie. Traitement de l'hystérie et de la neurasthénie. Pratique de la rééducation morale et physique*, Paris, 1904.
Charcot J.-M., *Leçons sur les maladies du système nerveux*, Paris, 1887.
Delay Jean, *Introduction à la médecine psychosomatique*, Paris, 1962.
Dubois Paul, *Les psychonévroses et leur traitement moral*, Paris, 1909.
Dumas G., Henri A., *Névroses & psychoses chez les austro-allemands*, Paris, 1918.
Einstein A., Freud S., *Pourquoi la guerre ?*, Paris, 2012.
Freud S., *Œuvres complètes*, Paris, 2005, III, IV.
Freud S., Ferenczi S., Abraham K., *Sur les névroses de guerre*, Paris, 2010.
Freud S., *Au-delà du principe de plaisir*, Paris, 2010.

Israël Lucien, *L'hystérique, le sexe et le médecin*, Paris, 2001.
Jouvet M., *Le sommeil et le rêve*, Paris, 2005.
Kedia Marianne, Sabouraud-Séguin Aurore, *Psycho-traumatologie*, Paris, 2008.
Nau Jean-Yves, Quand l'hystérie s'invite au bloc de chirurgie, *Rev. Med. Suisse, 2013, 9, 436-437.*
Purves D., Augustine G.J., Fitzpatrick D., Hall W.C., La Mantia A.-S., McNamara J.O., White L.E., *Neurosciences*, Bruxelles, 2011.
Philips J.P., *Cours théorique et pratique de braidisme ou hypnotisme nerveux*, Paris, 1860.
Roussy G., Lhermitte J., *Psychonévroses de guerre*, Paris, 1917.
Searle John R., *Liberté et neurobiologie*, Paris, 2004.
Sollier P., *Psychologie de l'idiot et de l'imbécile*, thèse, Paris, 1891.
Sollier Paul, *Les troubles de la mémoire,* Paris, 1892.
Sollier Paul, *Guide pratique des maladies mentales*, Paris, 1893.
Sollier Paul, *Genèse et nature de l'hystérie. Recherche clinique et expérimentale de psycho-physiologie*, Paris, 1897.
Sollier Paul *Le problème de la mémoire. Essai de psychomécanique*, Paris, 1900.
Sollier Paul, *Les phénomènes d'autoscopie*, Paris, 1903.
Sollier Paul, *Le mécanisme des émotions*, Paris, 1905.
Sollier Paul, *L'hystérie et son traitement*, Paris, 1914.
Sollier Paul, Chartier, Felix Rose, Villandre, *Traité clinique de neurologie de guerre,* Paris, 1918.
Sulloway Frank J., *Freud, biologiste de l'esprit*, Paris, 1998.
Walusinski O., Bogousslavski J., A la recherche du neuropsychiatre perdu : Paul Sollier (1861-1933), *Revue de neurologie FMC*, 2008, 240-247.

Table des matières

Psychologie et psychanalyse

aux éditions L'Harmattan

Dernières parutions

POUR UNE DÉMARCHE CLINIQUE ENGAGÉE
Ouvrage coordonné par Ruth Canter Kohn
C'est parce que la réalité se présente comme complexe et changeante que les auteurs de ce livre se sont engagés dans des méthodes de recherche originales. Le qualificatif «clinique» s'est imposé pour qualifier et approfondir la démarche : il s'agit d'approcher des cas individuels, des situations et des processus singuliers saisis dans leurs histoires et leur complexité.
(Coll. Savoir et formation, 15.50 euros, 144 p.)
ISBN : 978-2-343-00261-3, ISBN EBOOK : 978-2-296-53177-2

PSYCHOGÉNÈSE ET ORGANOGÉNÈSE EN PSYCHOPATHOLOGIE
Dimitriadis Yorgos
Les affections psychosomatiques au sens classique sont extra-cérébrales. Néanmoins, il n'y a pas de raison pour que les circuits du cerveau ne puissent être affectés par un processus psychosomatique. La théorie de la neuroplasticité permet de rendre compte des modifications cérébrales et d'expliquer comment les maladies mentales sont des maladies psychosomatiques, ce qui les différencie des maladies neurologiques, en dépit du faux positivisme ambiant.
(Coll. Psyché de par le monde, 32.00 euros, 314 p.)
ISBN : 978-2-296-99782-0, ISBN EBOOK : 978-2-296-53134-5

NOS DÉSIRS FONT DÉSORDRE – Lire L'Anti-Oedipe
Vedel Stéphane - Préface d'Alexandre Zavadil
Do it yourself ! Tu en es capable, fais-le toi-même ! Tu peux faire de ce livre la production de ton propre désir ! L'essentiel est de faire, faire passer Deleuze et Guattari ailleurs, d'en faire des *passeurs* : Allez de l'autre côté, sortir du tout fait, du prêt à l'emploi, du prêt à penser, aller là où les modèles s'épuisent, là où toute position d'autorité se renverse en l'ouverture vers l'hétérogène, l'inimaginable...
(Coll. Psychologiques, 50.00 euros, 546 p.)
ISBN : 978-2-336-29050-8, ISBN EBOOK : 978-2-296-53221-2

***CARE* (LE) AU COEUR**
Le souci de l'autre et de la vie
Portnoy Lanzenberg Sylvie
Si les propositions philosophiques et politiques faites jusque-là autour de la notion de *care* peinent à convaincre, n'est-ce pas parce que profondément elles s'en tiennent à une sorte de croyance métaphysique en l'existence première de

l'individu ? Comment penser l'humain autrement afin d'opérer une véritable révolution idéologique qui permette de dépasser l'individualisme régnant ?
(9.50 euros, 58 p.)
ISBN : 978-2-343-00324-5, ISBN EBOOK : 978-2-296-53214-4

PAR SURCROÎT ? SYMPTÔME, VÉRITÉ, GUÉRISON
Cercle freudien
«Guérison» est actuellement un signifiant dont la psychanalyse peut difficilement se servir. La guérison vient par surcroît. Elle ne peut pas non plus s'en passer. «Par surcroît», c'est le mode opératoire de la psychanalyse, qui s'engage, entre efficacité symbolique et transfert, sur la voie d'une «guérison» singulière. Où en sommes-nous aujourd'hui ? La guérison est, depuis 1920, la boîte noire de notre art, et elle le reste. Pour autant, elle évolue en fonction des mutations socioculturelles et des avancées de la science.
(Coll. Psychanalyse et faits sociaux/Che Vuoi, 28.00 euros, 282 p.)
ISBN : 978-2-336-00930-8, ISBN EBOOK : 978-2-296-51619-9

SOIN GRÂCE À LA MUSIQUE (LE)
La triangularité en musicothérapie et la place du musicothérapeute
Perrouault Dominique
La musicothérapie est aujourd'hui reconnue comme thérapie à part entière. Les apports réalisés depuis une quarantaine d'années, notamment en France, permettent de mieux cerner son efficience. Cet ouvrage propose d'aborder la place du musicothérapeute dans l'approche relationnelle de la situation musicothérapeutique. Il précise les positionnements des professionnels selon les structures de personnalité prises en compte et les fonctions de triangularité.
(Coll. Santé, sociétés et cultures, 18.00 euros, 182 p.)
ISBN : 978-2-296-99783-7, ISBN EBOOK : 978-2-296-52990-8

CRUAUTÉ (LA)
Le corps du vide – Freud, Lacan, Winnicott
Mignotte Touria
A travers le concept de Nebenmensch (le prochain) Freud pose les premiers jalons de la théorie du « tiers caché » qui dialectise le rapport entre la négativité cruelle du père (représentant le masculin primitif) et la négativité balbutiante de la « fille » (représentant l'infantile préhistorique). Tel est le thème central de ce livre qui a trouvé dans l'oeuvre de Winnicott, la reprise du thème freudien des deux principes, paternel et maternel.
(Coll. Etudes Psychanalytiques, 39.00 euros, 396 p.)
ISBN : 978-2-336-00673-4, ISBN EBOOK : 978-2-296-53031-7

TRAITEMENT ACTUEL DE LA SOUFFRANCE PSYCHIQUE ET ATTEINTE À LA DIGNITÉ
«Bien n'être» et déshumanisation
Poisson Pierre - Préface de Ginette Michaud
Cet ouvrage traite de la déshumanisation, en répondant aux discours honteux criminalisant la schizophrénie et aux propos scandaleux tenus sur la psychanalyse et son inventeur. C'est un «coup de gueule» contre les neurosciences, qui

réduisent l'être humain à un sujet instrument de la toute-puissance médicale, le métamorphosant en une série de symptômes que les laboratoires auraient l'outrecuidance de pouvoir guérir. Les antipsychotiques ne sont, pour l'auteur, que des «anti-symptômes».

(Coll. Etudes Psychanalytiques, 34.00 euros, 332 p.)

ISBN : 978-2-336-00916-2, ISBN EBOOK : 978-2-296-51536-9

BÉNÉFICES SECONDAIRES

Bensaïd Sarah

L'observation tragi-comique du monde des bipolaires, c'est ce que nous donne à voir Sarah Bensaïd, psychologue et elle-même porteuse de cette «psychose maniaco-dépressive» comme on l'appelait autrefois. Dans ce premier livre, elle porte un regard plein d'acuité sur le milieu psychiatrique, partageant ses propres réflexions sur sa bipolarité et les façons de la combattre.

(Coll. Quête du sens, 11.50 euros, 84 p.)

ISBN : 978-2-336-29163-5, ISBN EBOOK : 978-2-296-51709-7

QUÊTE (LA) DU MOI (par un psychanalyste)

Pigott Claude

Voici le troisième volet de ma «quête» psychanalytique. Dans le texte qui va suivre, le moi, c'est le mien, avec son ballot d'histoire(s). Mon histoire ? Mais parlant de ma personne, de quel sujet s'agirait-il et à quoi ou à qui serais-je donc assujetti ? A mon ça ? A mes pulsions ? A mon inconscient ? Ou bien à mon surmoi et mes formations réactionnelles ? L'auteur, psychiatre et psychanalyste, a contribué à promouvoir la psychanalyse appliquée aux groupes, aux familles et aux institutions.

(19.00 euros, 196 p.)

ISBN : 978-2-336-29155-0, ISBN EBOOK : 978-2-296-51658-8

RENAISSANCE DE LA RELAXATION DANS LE DISPOSITIF DES PSYCHOTHÉRAPIES

Rites, Cultures et Relaxations

Sous la direction de Philippe Nubukpo et Christophe Peugnet

La relaxation sollicite la reconnaissance du magique et du sacralisé sinon du sacré au sein de notre pratique et du cadre culturel de celle-ci. Dans cette optique, il est comparé avec profit nos pratiques soignantes avec celles d'autres cultures permettant de discerner notre héritage à l'égard de certaines ; à l'intérieur de notre culture, la comparaison s'affine en considérant les pratiques psychothérapiques des relaxations entre elles et avec les pratiques médicales.

(Coédition Editions PENTA, 25.00 euros, 242 p.)

ISBN : 978-2-917714-06-5, ISBN EBOOK : 978-2-296-51573-4

LACAN, POÈTE DU RÉEL

Gasquet Gérard

Cet ouvrage essaie de rendre compte du vif de l'expérience psychanalytique. Il s'en dégage une poésie portée par la parole des patients, parole exténuée à vouloir attraper ce qui échappe, rejoignant celle de Jacques Lacan, comme en écho, qui a tenté de nommer ce réel insaisissable avec sa propre parole mais en

tant que *pouâte*, c'est-à-dire en poète-psychanalyste amputé de son objet. C'est la psychanalyse. Un poète n'est qu'un poète, un psychanalyste n'est qu'un *pouâte*.
(Coll. Etudes Psychanalytiques, 11.50 euros, 94 p.)
ISBN : 978-2-336-00822-6, ISBN EBOOK : 978-2-296-51218-4

FRÈRES ET SŒURS INTIMES ENNEMIS
A propos du complexe fraternel
Bouhassira Chiron Marianne
La genèse, la mythologie et la littérature regorgent de récits d'histoires fraternelles pleines de fureur, où la nature tragique et conflictuelle de ce lien émerge. Bien loin de l'idéal fraternel, nous touchons au coeur des fantasmes rivalitaires les plus primaires. La psychanalyse se fait très discrète quant à l'organisation psychique et la place des problématiques incestuelles et fusionnelles caractéristiques de ce lien. Voici une tentative de compréhension de ce mystérieux complexe fraternel.
(Coll. Psychanalyse et civilisations, 26.00 euros, 252 p.)
ISBN : 978-2-336-00386-3, ISBN EBOOK : 978-2-296-51304-4

PRATIQUE (LA) DE LA PSYCHANALYSE, ALIBI OU DÉFI ?
Chartier Jean-Pierre
La pratique de la psychanalyse est le sujet d'une brûlante actualité après la montée en puissance des thérapies cognitivo-comportementales qui se prétendent être plus rapides, plus performantes et adaptées à l'air du temps de notre société qui se veut celle de l'efficacité à tout prix et au moindre coût. L'ouvrage critique les dérives psychanalytiques. Puis il s'attache à décrire, ce que la psychanalyse peut apporter d'incomparable dans le traitement des cas les plus dificiles de psychoses et/ou de psychopathies.
(15.50 euros, 152 p.)
ISBN : 978-2-336-00820-2, ISBN EBOOK : 978-2-296-51260-3

PSYCHIATRE
Une espèce en voie de disparition ?
Boulloche Robert
Le nouveau paradigme qui nous guette et qui transparaît dans l'évolution actuelle de la psychiatrie est la réduction de la personne à son aspect purement quantifiable, au détriment de la parole et de l'initiative de chacun. C'est ainsi que chacun est prié de se conformer à des procédures qui excluent toute forme de décision personnelle ou d'engagement. Seuls les décideurs s'entourent d'une opacité compacte. Ces changements sont-ils globalement bénéfiques ?
(20.00 euros, 200 p.)
ISBN : 978-2-336-00910-0, ISBN EBOOK : 978-2-296-51421-8

L'HARMATTAN, ITALIA
Via Degli Artisti 15; 10124 Torino

L'HARMATTAN HONGRIE
Könyvesbolt ; Kossuth L. u. 14-16
1053 Budapest

ESPACE L'HARMATTAN KINSHASA
Faculté des Sciences sociales,
politiques et administratives
BP243, KIN XI
Université de Kinshasa

L'HARMATTAN CONGO
67, av. E. P. Lumumba
Bât. – Congo Pharmacie (Bib. Nat.)
BP2874 Brazzaville
harmattan.congo@yahoo.fr

L'HARMATTAN GUINÉE
Almamya Rue KA 028, en face du restaurant Le Cèdre
OKB agency BP 3470 Conakry
(00224) 60 20 85 08
harmattanguinee@yahoo.fr

L'HARMATTAN CAMEROUN
BP 11486
Face à la SNI, immeuble Don Bosco
Yaoundé
(00237) 99 76 61 66
harmattancam@yahoo.fr

L'HARMATTAN CÔTE D'IVOIRE
Résidence Karl / cité des arts
Abidjan-Cocody 03 BP 1588 Abidjan 03
(00225) 05 77 87 31
etien_nda@yahoo.fr

L'HARMATTAN MAURITANIE
Espace El Kettab du livre francophone
N° 472 avenue du Palais des Congrès
BP 316 Nouakchott
(00222) 63 25 980

L'HARMATTAN SÉNÉGAL
« Villa Rose », rue de Diourbel X G, Point E
BP 45034 Dakar FANN
(00221) 33 825 98 58 / 77 242 25 08
senharmattan@gmail.com

L'HARMATTAN TOGO
1771, Bd du 13 janvier
BP 414 Lomé
Tél : 00 228 2201792
gerry@taama.net

Achevé d'imprimer par Corlet Numérique - 14110 Condé-sur-Noireau
N° d'Imprimeur : 99088 - Dépôt légal : juin 2013 - *Imprimé en France*